APPROCHE HOMÉOPATHIQUE DE L'AUTISME

JEAN LACOMBE
2023

WWW.CHQUEBEC.COM

Table des matières

INTRODUCTION 1

Introduction à la vision médicale de l'autisme 3

Introduction à l'approche homéopathique de l'autisme 3

Tinus Smits et sa méthode pour soigner l'autisme 4

Ce que les parents peuvent faire au quotidien 4

Qu'est-ce que l'homéopathie ? 5

La collection des symptômes 5

Les principaux symptômes rencontrés lors des consultations 6

Les remèdes homéopathiques les plus utilisés 7

Le protocole de prescription 7

Présentation d'un cas 7

Conclusion 8

1) QU'EST-CE QUE L'AUTISME ? 10

a) Une épidémie, l'autisme ? 10

b) La guérison est impossible du point de vue médical 11

c) L'autisme est également un type de dérangement qui se manifeste généralement par : 13

- Des troubles et un retard du langage 13

- Les difficultés d'interactions sociales 13

- Différents problèmes de comportement 14

Le « spectre de l'autisme » 15

2. COMMENT TOUT A COMMENCÉ 18

1) Noah 18

2) Un premier article dans la revue « Homeopathy for everyone » 19

3) Un courriel de la Corée du Sud 19

4) Consultations en Corée du Sud 20

5) Soutenir les mamans (et les papas) 21

6) Conclusion 22

Résumé du chapitre : « Comment tout a commencé » 22

3) APPROCHE ÉNERGÉTIQUE DE L'AUTISME 24

1) Appareil « émetteur/récepteur » 24

2) Le cerveau de l'enfant autiste 25

3) Augmentation du Q.I. 27

4) En conclusion 28

Résumé du chapitre : Approche énergétique des problématiques de l'autisme. 29

4) AUTISME ET VACCINS : EXISTE-T-IL UNE RELATION ? 30

1) Les 2 principales hypothèses qui cherchent à expliquer la cause de l'autisme. 30

Des facteurs qui causeraient ou accentueraient l'autisme. 31

2) Leçons de la pandémie de Covid 19 33

3) Autisme et hypothèse vaccinale : les pour et les contre 34

a) Pourquoi sont-ils expérimentés différemment des autres types de médicaments ? 35

b) Pourquoi tant de parents à travers le monde sont-ils convaincus que les vaccins ne sont pas sûrs ? 35

c) Comment la désintoxication des effets secondaires des vaccins conduit-elle à des résultats révélateurs ? 36

4) Les enfants sont-ils trop vaccinés ? 36

5) Les vaccins sont-ils sûrs et sans effets secondaires ? 39

6) Différents facteurs environnementaux mis en cause 42

Résumé du chapitre : « Autisme et vaccins : existe-t-il une relation ? » 45

5) LES PRINCIPES DE BASE DE L'HOMÉOPATHIE 48

1) Généralités 48

2) Les principes de base de l'homéopathie 49
    A) La loi de similitude 49
    B) Les doses infinitésimales 52
    C) La totalité des symptômes 53
    D) L'individualisation de la prescription 55
    E) Conséquences de la conception énergétique de l'homéopathie ? 55
    F) Une approche globale : les 4 dimensions ! 59
    G) Le concept de terrain 60

3) Résumé de la dimension énergétique 61

Résumé du chapitre : « Principes de base de l'homéopathie » 62

6. LE DOCTEUR TINUS SMITS ET LA THÉRAPIE CEASE 64

1) Présentation de Tinus Smits 64

2) Les caractéristiques de l'approche CEASE 65
    a) Détox de vaccins : l'isothérapie 66
    b) Détox des médicaments 67
    c) Détox de métaux lourds : le support orthomoléculaire 67
    d) Détox de l'état énergétique des parents 70

e) Prescription du « Similimum » homéopathique 70

Résumé du chapitre : « Le docteur Smits et la thérapie CEASE » 71

7) QUE PEUVENT FAIRE LES PARENTS EUX-MÊMES POUR AIDER LES ENFANTS 72

1) La transformation du régime alimentaire 72

2) L'importance du « bien-être » émotionnel des parents. 74

IGNATIA 76

NATRUM MUR. 79

SEPIA 82

CARCINOSINUM 85

LYCOPODIUM 87

Quant aux Fleurs de Bach... 88
    RESCUE REMEDY 89
    WALNUT 90
    OLIVE 90

PINE 91
RED CHESTNUT 91
ELM 92
WHITE CHESTNUT 92
SWEET CHESTNUT 93
CHERRY PLUM 93
GORSE 94

Résumé du chapitre : « Ce que les parents peuvent faire par eux-mêmes » 99

8) UNE VISION HOMÉOPATHIQUE DES SYMPTÔMES 100

1) La signification d'un symptôme 100

2) Qu'est-ce qu'un répertoire homéopathique ? 101

3) La totalité des symptômes 102

4) La valeur des symptômes 103

5) Intensité des symptômes 104

6) Fréquence d'apparition des symptômes 104

7) Liste des principaux symptômes des profondes perturbations mentales et émotionnelles 104

Résumé du chapitre : « Une vision homéopathique des symptômes » 116

9) LES GRANDS REMÈDES HOMÉOPATHIQUES D'AUTISME 118

Pour bien comprendre la présentation des remèdes 118

1) ROR (rougeole – oreillons – rubéole) - MMR en anglais 119

2) DTP (diphtérie – tétanos - coqueluche) 123

3) Natrum Mur. 126

4) Lycopodium 130

5) Arsenicum Album 134

6) Carcinosinum 137

7) Stramonium 139

8) Baryta Carb. 142

9) Calcarea Carb. 143

10) Silicea 146

11. Sulfur 148

12) Phosphorus 151

13) Hyosciamus 152

14) Nux Vomica 155

15) Tuberculinum 156

16) Medorrhinum 159

17) Psorinum 161

18) Mercurius Sol. 163

19) Cuprum 165

20) Zincum 167

21) Cina 168

22) Les remèdes homéopathiques (isothérapiques)… méningite, hépatite, pneumonie, influenza, fièvre jaune, etc. 170

Résumé du chapitre : « Les grands remèdes homéopathiques d'autisme » 172

10) MÉTHODE DE PRESCRIPTION 174

Choix du remède (ou des remèdes) 175

Choix de la dilution/dynamisation : 30 ou 10 000 ? 176

Fréquence des prises du remède 176

Durée de la prise du remède 176

a) Pourquoi des consultations aux 3 mois ? 179

b) La désintoxication des vaccins 180

c) Le changement de remède à chaque mois 180

d) Une semaine d'observation des résultats 182

e) Le changement de dilutions/dynamisations 182

f) Prescription de différentes dilutions du même remède… et répétition (ou pas) 185

g) Conseils diététiques et autres 186

h) La dernière semaine : au choix des parents 186

i) La gestion des aggravations 187

Résumé du chapitre : « Méthode de prescription » 188

11. LE QUESTIONNAIRE 189

1) La cueillette d'informations : l'interrogatoire et l'observation 189

2) Préparation à la consultation 190

3) La consultation en direct 191

4) Exemple de résultats à la 1ère consultation 192

5) Interrogatoire de la 2e consultation 196

Conclusion du chapitre : « Le questionnaire » 197

12. RÉSULTATS DE 2 ANNÉES DE CONSULTATION POUR SETH 198

1) Le 21 juin 2021, Seth, 1^{er}consultation 199

2) 21 juin 2021, Seth, 1ère prescription 201

3) Le 1er décembre 2021 : 2e consultation et résultats 202

4) Le 1 décembre 2021, Seth, 2e prescription 205

5) Le 6 juin 2022, 3e consultation et résultats 206

6) Le 6 juin 2022 : 3e prescription 208

***7) Le 27 septembre 2022 : résultat de la 3e prescription** 209*

8) Le 27 septembre 2022, 4e prescription 211

9) Le 26 février 2023, résultats de la 4e prescription 212

Conclusion du chapitre : « Résultats de deux années de consultations pour Seth » 214

13) POUR ME CONTACTER 216

14) BIBLIOGRAPHIE 218

15) CONCLUSION 220

La nature de la réalité 220

Comment voyons-nous l'autisme ? 221
Le remède homéopathique et les parents 221
REMERCIEMENTS 222

INTRODUCTION

Le terme d'autisme est défini dans le « Manuel diagnostique et statistique des troubles mentaux » publié par l'Association Américaine de Psychiatrie (APA).

La description de l'autisme est également fournie par la « Classification internationale des maladies » qui est un ouvrage de classification médicale. https://fr.wikipedia.org/wiki/Autisme

En tant qu'homéopathe, je ne fais pas de diagnostic médical. Les parents viennent avec ce diagnostic d'autisme, déjà établi par leur médecin, et à partir de là, j'applique une approche homéopathique ayant pour but de stimuler et équilibrer l'énergie vitale, désintoxiquer et harmoniser le terrain de l'individu.

Au cours des 10 dernières années, j'ai fait plus de 800 consultations homéopathiques d'enfants que la médecine a diagnostiqué comme étant autistes.

Les parents qui m'ont consulté provenaient de France, du Maroc, des États-Unis et surtout de Corée du sud où le diagnostic d'autisme est le plus élevé au monde (on parle aujourd'hui d'un enfant sur 38).

Tout au long de ces années, ma compréhension de la souffrance de ces enfants s'est approfondie. Parallèlement, d'année en année, j'ai de mieux en mieux compris comment l'homéopathie pouvait, dans la majorité des cas, accroître le bien-être de ces enfants et parfois même, transformer radicalement leur état mental, émotionnel et physique.

Ce livre est une synthèse de tous ces apprentissages qui n'ont cessé de conduire à des résultats de plus en plus significatifs.

Ce livre a deux objectifs principaux :

Premièrement, donner espoir aux parents d'enfants souffrant de profonds troubles mentaux, émotionnels et comportementaux.

Deuxièmement, présenter à tous les thérapeutes qualifiés (naturopathes, acupuncteurs, homéopathes, médecins…) l'ensemble des outils que j'ai utilisé et perfectionné avec le temps.

Introduction à la vision médicale de l'autisme

Cet ouvrage débutera par une présentation du concept d'autisme selon la science médicale.

Quelques critères généraux conduisent vers ce diagnostic mais les principaux symptômes qui constituent les fondements de ce diagnostic sont si variables en intensité qu'il est souvent très difficile de dire qu'un enfant est assurément autiste. C'est d'ailleurs pourquoi les médecins emploient de plus en plus souvent le terme de « spectre de l'autisme », un concept qui est très large et plus ou moins flou, une façon de dire que l'enfant flirte plus ou moins avec le diagnostic d'autisme.

Dans le premier chapitre de ce livre, il y aura une présentation des principaux symptômes sur lesquels repose le diagnostic médical ainsi que différentes théories sur les causes et solutions médicales proposées.

Introduction à l'approche homéopathique de l'autisme

Le deuxième chapitre présentera l'approche homéopathique des symptômes dont souffraient les enfants rencontrés lors de ces 800 consultations.

Dans un premier temps, les explications données conduiront à comprendre que l'approche homéopathique de la maladie et de la santé se distingue de nombreuses façons de celle de la médecine conventionnelle.

Essentiellement, l'homéopathie est une médecine énergétique, qui a une approche globale de la santé. **Elle utilise des remèdes qui sont constitués avant tout d'énergie vibratoire et dont l'objectif est de travailler à équilibrer « le terrain » de l'enfant.**

Là où l'approche médicale conventionnelle pose un diagnostic d'autisme, l'homéopathie voit un terrain déséquilibré.

Là où l'approche médicale cherche par le billet de prescriptions de remèdes chimiques et pharmaceutiques à atténuer les symptômes de l'autisme, l'homéopathie, elle, vise à stimuler et renforcer le terrain par le billet de remèdes naturels et vibratoires.

En résumé, on pourrait simplement dire que la médecine travaille à éliminer la maladie alors que l'homéopathie chercher à restaurer la santé.

Tinus Smits et sa méthode pour soigner l'autisme

Un chapitre sera consacré à un homéopathe célèbre qui a créé une méthode pour traiter les enfants que la médecine diagnostique comme souffrant d'autisme.

Ce chapitre exposera la méthode de traitement CEASE inventée par le docteur homéopathe Tinus Smits ainsi que ses idées sur les causes de l'autisme, les façons d'opérer une désintoxication de l'organisme et les moyens et remèdes utilisés pour apporter un mieux-être à tous les enfants qu'il a traité qui souffraient de profondes perturbations mentales et émotionnelles. (http://www.cease-therapy.com/)

Ce que les parents peuvent faire au quotidien

Dans le chapitre suivant, nous verrons ce que les parents peuvent faire par eux-mêmes pour faciliter l'accroissement rapide d'améliorations significatives du mieux-être de leur enfant.

Nous reviendrons sur la gestion d'un régime alimentaire qui peut faciliter grandement la vitesse à laquelle le mieux-être de l'enfant va s'installer.

Mais nous irons beaucoup plus loin en partageant l'idée que la très grande sensibilité de la plupart de ces enfants est souvent affectée par le stress, l'anxiété, l'irritabilité, la dépression… bref, l'état psychique des parents.

Pour aider les parents à remédier à ces perturbations psychiques toxiques… nous proposerons une série de solutions homéopathiques et appartenant également à la thérapeutique des fleurs de Bach.

Qu'est-ce que l'homéopathie ?

Avant de passer à l'étude des solutions, des symptômes et des remèdes homéopathiques, et de présenter les protocoles que j'ai développé au cours de ces 10 années de consultations, je prendrai quelques pages pour expliquer quels sont les fondements de l'homéopathie de façon que l'on comprenne comment et pourquoi elle peut générer des résultats thérapeutiques si intéressants.

Si l'approche homéopathique des enfants que la médecine diagnostique comme étant autistes est si différente, c'est notamment parce qu'au centre même de la doctrine homéopathique, il existe un concept que la science médicale ignore: l'énergie vitale !

L'énergie vitale détermine le niveau d'équilibre du terrain.

Les concepts de santé et de maladie découlent de cet équilibre.

L'objectif de l'intervention homéopathique est d'éliminer ce qui engendre les déséquilibres et d'instaurer l'équilibre du terrain.

Enfin, les derniers chapitres du livre font une présentation des éléments pratiques de l'intervention homéopathique.

La collection des symptômes

Une partie importante du travail de l'homéopathe consiste à aller chercher des informations ayant une valeur hautement significative. Parmi les instruments utilisés, il y a bien sûr le ressenti (qui s'affine de plus en plus à chaque consultation), l'observation et l'interrogatoire.

Au cours de ces 10 années de consultations avec les enfants autistes, mon interrogatoire s'est de plus en plus raffiné et a conduit à un accroissement significatif de récoltes de symptômes permettant de choisir avec plus de certitude le ou les remèdes indiqués. Un chapitre est donc dévolu dans ce livre à ce sujet.

Les principaux symptômes rencontrés lors des consultations

Un chapitre est consacré à l'énumération des principaux symptômes que j'ai rencontré lors de toutes ces consultations.

Ces symptômes sont à plusieurs niveaux :

- Au niveau mental (retard, problème de concentration, de communication, etc.)
- Au niveau de sérieux et nombreux désordres émotionnels (irritabilité, anxiété, phobies, etc.)
- Au niveau comportementale (hyperactivité, impulsion à mordre, à frapper, à crier, etc.)

Également, chez la grande majorité de ces enfants, les consultations ont révélé toute une liste de symptômes communs qui affectaient le plan physique (allergies, constipation, scoliose, strabisme, eczéma, etc.)

La théorie homéopathique incline à les prendre en considération pour une raison simple et fondamentale: l'approche homéopathique est une approche globale pour laquelle les dimensions physiques, émotionnelles et mentales sont totalement interreliées et entièrement interdépendantes.

Si une dimension est touchée, toutes les autres le sont (à des degrés variant en intensité).

Les remèdes homéopathiques les plus utilisés

Ces centaines de consultations ont fait ressortir, d'année en année, quels étaient les remèdes homéopathiques qui, le plus souvent, correspondaient au type de déséquilibre de terrain de ces enfants.

Une trentaine de ceux-ci sont donc présentés d'abord sous l'éclairage de ce qui constitue les caractéristiques fondamentales de chacun de ces remèdes (ce que j'appelle « L'âme et l'essence du remède »). Par la suite, pour chacun de ces remèdes, il y a une énumération des principaux symptômes qui justifient leur emploi.

Le protocole de prescription

À mon sens, ce chapitre est celui qui illustre le mieux l'évolution de mon expérience tout au long de ces années de consultations. Par le biais d'exemples de prescriptions, différentes questions seront abordées auxquelles je proposerai les solutions qui m'ont, à la longue, semblé produire les meilleurs résultats.

Ces questions sont relatives notamment…

- Au rythme des consultations (1 fois par mois ou 3 fois par année ?)
- Au nombre de remèdes à prescrire (un seul ou plusieurs ?)
- Au choix de la dilution/dynamisation (30 ou 1 000 ou 50 000 ?)
- À la justification d'adjoindre à la prescription homéopathie plusieurs autres moyens thérapeutiques (Fleurs de Bach, isothérapie, vitamines et minéraux, etc.)

Présentation d'un cas

Tous ces chapitres conduisent à la présentation de deux ans de consultations avec un enfant, diagnostiqué par les médecins comme étant « dans le spectre de l'autisme » et souffrant de nombreux troubles mentaux, émotionnels et physiques…

Tout au long de ces deux années, sont présentées les prescriptions et les rapports détaillés faits par la maman, ainsi que les résultats que ces prescriptions ont générés.

Conclusion

Certains parents pourront être séduits par l'approche homéopathique et par la façon dont elle aborde et cherche à corriger les important problèmes mentaux et émotionnels qui affligent de plus en plus d'enfants.

La thérapie CEASE du docteur Tinus Smits suscitera sans doute aussi l'espoir que des améliorations sont possibles, particulièrement si les parents apprennent à s'investir dans le traitement de leur enfant.

Quant à tous mes collègues thérapeutes, le partage des informations éprouvées par la pratique clinique offerte par ce livre leur permettra possiblement de comprendre certains fondements de l'approche homéopathique de l'autisme.

Pour compléter cette mise en lumière des possibilités qu'offre l'approche homéopathique de l'autisme, les parents ou les thérapeutes qui, à la suite de la lecture du livre, auraient des questions à me poser, peuvent le faire en m'adressant un courriel à info@chquebec.com

1) QU'EST-CE QUE L'AUTISME ?
Introduction

1) Il existe une véritable épidémie des cas d'autisme. Et l'augmentation extraordinaire des cas, d'année en année, conduit inévitablement à la question « Pourquoi? ».

2) Trois caractéristiques principales définissent l'autisme: des problèmes au niveau du langage, des inhabilités sociales et des troubles du comportement.

Les informations que je partage dans cet ouvrage sont tirées de plus de 800 consultations d'enfants ayant reçu un diagnostic médical d'autisme.

Qu'est-ce que l'autisme ?

a) C'est une épidémie ?

b) C'est, du point de vue médical, un type de trouble qu'il est impossible de guérir... (mais qu'on peut soulager) notamment parce qu'il n'a pas encore été possible d'identifier la cause de l'autisme.

c) C'est également un type de dérangement qui se manifeste généralement par:
- Les troubles et un retard du langage
- Les difficultés d'interactions sociales
- Différents problèmes de comportement

Enfin, dans le langage de nombreux parents, l'autisme correspond à une très intense inclination à « vivre dans sa bulle ».

a) Une épidémie, l'autisme ?
Aujourd'hui, de très nombreux sites web partagent une information troublante sur l'autisme. On écrit beaucoup à propos de la

multiplication des cas et l'accroissement exponentielle des diagnostics d'année en année.

Par exemple, on apprend qu'en 1960, aux États-Unis, on dénombrait environ 1 cas d'autisme sur 10 000 enfants observés.

Les relevés de 2020, toujours aux États-Unis, communiquent qu'il y a maintenant 1 cas d'autisme pour +/- 52 enfants.

En si peu de temps, 60 ans, l'accroissement des cas est spectaculaire.

De très nombreux pays sont touchés de la même façon. Par exemple, aujourd'hui, le record mondial des cas d'autisme se trouve là où la majorité de mes consultations ont pris place : en Corée du Sud. Dans ce pays, on parle de 1 enfant diagnostiqué comme étant autiste sur... 38.

Certains prétendent qu'il y avait autant de cas d'autisme il y a 100 ans mais que les avancées scientifiques ne permettaient pas d'établir un diagnostic.

Mais... faut-il vraiment des appareils médicaux à la fine pointe de la technologie pour diagnostiquer qu'un enfant de trois ans ne parle pas, est incapable de sociabiliser et de regarder un interlocuteur dans les yeux et que, de plus, cet enfant a une forte propension à se frapper fréquemment le visage ou à pousser soudainement des cris ?

Non, vraiment, il semble que l'extraordinaire multiplication des cas d'autisme soit un phénomène récent.

Bien évidemment, cette véritable épidémie conduit à la question « Pourquoi ? ». Nous reviendrons sur cette question...

b) La guérison est impossible du point de vue médical

Si elle l'était, il n'y aurait pas 1 enfant sur +/- 52 qui serait encore affligé par tous les problèmes mentaux, émotionnels et comportementaux associés au diagnostic d'autisme.

L'une des justifications à l'absence de guérison est sans doute liée au fait que la science médicale n'a pas encore trouvé ce qui causait l'autisme.

On émet actuellement l'hypothèse que l'autisme serait d'origine héréditaire. Les recherches se font surtout dans ce domaine et excluent généralement les possibilités que des facteurs environnementaux puissent être au cœur de ce problème.

Actuellement, ce que la médecine peut faire, c'est de prescrire un certain nombre de remèdes pharmaceutiques pour atténuer certains symptômes. Par exemple:

On prescrit parfois du Prozac ou d'autres types d'antidépresseurs pour atténuer l'anxiété, l'agressivité et les comportements obsessifs.

Lorsqu'il est perçu que l'enfant vit carrément dans sa bulle, coupé du monde et de la réalité (normale !), il lui est parfois prescrit des antipsychotiques du type de ceux qu'on emploie pour traiter la schizophrénie.

Des médecins peuvent aussi prescrire du Ritalin ou d'autres produits du même type pour contrer les troubles de déficit d'attention ou d'hyperactivité.

Dans tous les cas, il ne s'agit pas de solutionner le problème de fond et d'espérer guérir l'autisme mais de simplement atténuer les manifestations des symptômes les plus intenses qui sont une conséquence de l'autisme.

Ce type de prescription peut engendrer des améliorations spectaculaires chez un certain nombre d'enfants. Il est cependant vrai que certains enfants ne répondent pas bien à ces traitements et que des effets secondaires important se manifestent.

c) L'autisme est également un type de dérangement qui se manifeste généralement par :

- Des troubles et un retard du langage

Il existe deux types de problèmes de langage qui conduisent à un diagnostic d'autisme :

a) Les parents s'aperçoivent que l'enfant ne parle pas alors qu'il approche ou dépasse le cap des 2 ans!

b) Ou encore, les parents notent que l'enfant avait déjà commencé à parler et que, soudainement, il ne prononce plus aucun mot.

Dans les 2 cas, très souvent, les parents remarquent que l'enfant est incapable d'avoir un contact visuel avec son interlocuteur.

Certains enfants prononcent des mots sans jamais sembler en comprendre le sens ou encore, n'ont aucune habileté ou volonté d'amorcer ou de soutenir une conversation.

Dans certain cas, l'enfant arrive à communiquer minimalement. Chez d'autres, la caractéristique principale de leur expression est une tendance à répéter et répéter sans arrêt les mêmes questions ou les mêmes mots.

Chez beaucoup d'enfants autistes, on remarque cette tendance, qui peut être très marquée, à se parler à soi-même (dans certains cas, dans un langage incompréhensible!).

Bref, l'une des grandes caractéristiques de l'autisme est liée aux difficultés de communication et à une absence de maîtrise du langage.

- Les difficultés d'interactions sociales

Beaucoup d'enfants autistes ont une tendance à jouer seuls. Il est possible que cette tendance soit une caractéristique innée (aucun désir de partager mon espace avec d'autres). Il est aussi possible que le fait de jouer seul soit le résultat de cette incapacité de communiquer qui, alors, engendre chez les autres enfants une absence d'intérêt pour entrer en relation avec l'enfant autiste.

Ce qui peut aussi amener les parents à s'interroger sur leur enfant est l'incapacité de celui-ci à manifester des gestes d'affection ou à en recevoir. L'enfant réagit mal aux câlins, parfois même au simple fait d'être touché.

L'enfant peut également rencontrer une difficulté à exprimer un certain type d'émotions. J'exclus ici la colère car, pour la plupart des enfants autistes, cette émotion est souvent la seule qui leur permette de manifester un inconfort lié à ce qu'ils interpréteront comme une contrainte. Par exemple, ce type de contrainte peut se manifester lorsqu'il y a obligation de manger tel ou tel type d'aliments que l'enfant n'aime pas, ou Dieu seul sait, qu'il ne digère pas !).

- Différents problèmes de comportement
a) Ils sont nombreux. Notamment toute une série d'obsessions qui les inclinent à ranger d'une façon particulière leurs jouets... à disposer d'une façon bien établie la nourriture dans leur assiette, à ne procéder à certaines activités qu'à des moments bien définis, à une heure précise.

b) Des crises de colère qui les amènent à avoir des comportements agressifs par rapport aux autres (frapper, mordre) ou par rapport à soi-même (se frapper le visage, se mordre les mains).

c) Souvent, une agitation constante (hyperactivité) qui se manifestera par le fait d'être incapable de demeurer assis à la table, assis en classe... etc. Cette agitation conduira certains enfants à se taper les mains sans arrêt ou à tourner sur eux-mêmes comme des derviches.

d) Une dépendance très importante par rapport à certaines routines ou certains rituels qui doivent se faire à certains moments très précis de la journée.

e) De nombreux troubles du comportement sont liés à des problèmes d'hypersensibilité sensorielle. L'enfant peut être facilement agressé par la lumière, des sons particuliers, des odeurs ou par le fait d'être touché.

Le « spectre de l'autisme »

Les symptômes de ces 3 catégories (retard du langage, inhabiletés sociales, troubles du comportement) sont sujets à d'importantes variations d'intensité.

Comment peut-on précisément définir un retard au niveau du langage ? Quelle est la mesure précise qui permet d'en faire un diagnostic d'autisme ?

Quand peut-on vraiment dire que les difficultés à interagir avec les autres sont du domaine précis de l'autisme ?

Quels sont exactement les troubles du comportement qui outrepassent cette ligne rouge qui appelle le diagnostic d'autisme?

Tout ceci est encore très flou, très variable, très incertain.

C'est pourquoi le concept de « spectre de l'autisme » est de plus en plus utilisé. Il implique que les frontières du diagnostic sont largement repoussées vers des limites plus ou moins définies.

Voyez par exemple la série « Love in the Spectrum » (Netflix) et vous constaterez que des individus diagnostiqués comme faisant partie du « spectre de l'autisme » sont capables de bien s'exprimer, de faire clairement connaître leur désir de relations amoureuses, de communiquer des niveaux de ressentis qu'on n'a aucune difficulté à qualifier de « normaux », etc.

D'autre part, il y a aussi beaucoup d'enfants souffrant « simplement » de TDAH (trouble du déficit d'attention et d'hyperactivité) et ayant des comportements impulsifs tout en étant particulièrement irritables, qui pourraient être considérés comme étant à la frontière d'être inclus dans ce diagnostic de « spectre de l'autisme ».

Comment en sommes-nous arrivés là ?

Résumé :

1) Lorsqu'on analyse les critères qui conduisent à établir un diagnostic d'autisme (langage, sociabilité, comportement), on constate qu'il est parfois difficile de cerner avec exactitude le degré d'appartenance de tel ou tel enfant au diagnostic d'autisme.

2) C'est pour cette raison que s'est développé le terme de « spectre de l'autisme » qui laisse place à un certain flou. Ce qui implique sans doute qu'un certain nombre d'enfants diagnostiqués comme ayant de sérieux troubles de déficit d'attention et d'hyperactivité (TDAH) puissent de fait être considérés comme faisant partie du spectre de l'autisme.

2. COMMENT TOUT A COMMENCÉ
Introduction

1) Il n'y a pas de hasards, il n'y a que des rencontres ! De Noah à Seung Bin : l'histoire du chemin qui a mené à 800 consultations d'enfants autistes et à la multiplication des résultats significatifs.

2) Comment s'est accrue la connaissance des remèdes homéopathiques, développée la méthode de prescription et raffiné le questionnaire homéopathique.

1) Noah

Il y a une dizaine d'années, je reçu un appel téléphonique d'une maman qui me demandait si l'homéopathie pouvait aider son fils de 4 ans, Noah.

Elle désirait savoir s'il existait un remède homéopathique qui puisse stimuler l'appétit de son enfant qui mangeait très peu et qui était particulièrement maigre.

Après avoir pris le temps de lui poser quelques questions portant sur des désirs alimentaires particuliers, l'intensité de sa soif, la régularité de ses éliminations… je fis la suggestion de lui donner, pendant un certain temps, le remède homéopathique *Natrum Mur*.

À la toute fin de la conversation, j'eus la surprise d'entendre la mère me confier que son enfant avait été diagnostiqué comme étant autiste.

Ce diagnostic ne changeait rien à la proposition de lui donner *Natrum mur* mais je me souviens m'être posé une question : « Est-ce que l'homéopathie peut aider les enfants ayant reçu ce type de diagnostic ? ».

Une semaine plus tard, je reçus de nouveau un appel de la maman. Elle avait une question à me poser.

À la suite de la prise du remède homéopathique, son enfant, pour la première fois, avait prononcé quelques mots! Elle me demandait si cela était dû au remède homéopathique.

Voilà comment mon intérêt fut éveillé pour étudier les possibilités de l'homéopathie dans les cas d'enfants que la médecine identifiait comme souffrant d'autisme.

2) Un premier article dans la revue « *Homeopathy for everyone* »

J'eus la chance de voir se succéder toute une série de petites améliorations dans le cas de Noah, car la maman prit la décision de s'inscrire au programme de formation de 3 ans que je donnais en homéopathie.

Dans l'année qui a suivi, j'ai eu plusieurs autres occasions de rencontrer des enfants diagnostiqués comme étant autistes et de mesurer l'effet des remèdes homéopathiques sur leur bien-être.

J'ai écrit un compte rendu de ces expériences dans un article qui fut publié dans la revue « Homeopathy for everyone ». Plusieurs homéopathes du monde entier ont réagi à cet article, notamment pour me faire part de leur expérience et pour m'informer des possibilités de ce que tel ou tel remède homéopathique solutionnait au niveau de certains troubles du comportement ou de retards du langage.

3) Un courriel de la Corée du Sud

Quelques mois après cette publication, je reçus un courriel provenant de la Corée du Sud. Une maman m'écrivait que son enfant avait été diagnostiqué comme étant autiste mais que la prescription de quelques remèdes homéopathiques avait contribué à améliorer quelque peu le mieux-être de son enfant. En étudiant son compte rendu, je me fis la réflexion que les remèdes prescrits m'apparaissaient être justifiés et que le niveau de formation de l'homéopathie en Corée du Sud apparaissait assez intéressant.

Après quelques échanges de courriels, cette maman, Jiyoung Kim, me demanda si elle et sa famille pouvaient venir me rencontrer au Canada. Bien que Seoul soit à 14 000 kilomètres de l'endroit où je demeure, toute la famille fut chez moi quelques semaines plus tard, dont Seung Bin, leur fils autiste.

J'appris que l'autisme était, en Corée du Sud, une véritable épidémie et que de très nombreux parents cherchaient une solution pour améliorer le mieux-être de leur enfant (un enfant sur 38, selon « *The Journal American of Psychiatry*, 2011 »).

J'appris également qu'il n'y avait pas d'homéopathes en Corée du Sud et que la prescription que Jiyoung suivait pour son fils avait été tirée de l'article que j'avais écrit quelques mois plus tôt dans « *Homeopathy for everyone* ».

4) Consultations en Corée du Sud

De la rencontre avec Jiyoug ont suivi plusieurs voyages en Corée du Sud où j'ai eu l'occasion de présenter des séminaires et de faire des consultations dans différentes villes du pays.

Entre chacun de ces voyages, qui avaient lieu une fois par année, les suivis se faisaient par internet.

Pendant toutes ces années, pour tous les séminaires et pour toutes les consultations, sur place ou via internet, j'étais assisté par une interprète.

Cependant, pour optimiser la recherche des informations et pour réduire le temps des consultations, j'avais pensé développer un questionnaire écrit auquel les parents pouvaient répondre avant la consultation. (Ce questionnaire se trouve dans l'un des chapitres de ce livre).

Ainsi, lors des consultations, j'avais déjà en main un certain portrait des symptômes caractéristiques qui me permettait, d'une certaine façon, de mieux orienter la consultation.

(La nécessité de travailler avec une interprète double le temps d'une consultation. Mes horaires de consultations en Corée étaient de 9h à 18h, 6 jours par semaine et les soirées s'étiraient pour faire l'analyse des consultations et établir la prescription).

À partir du début de la pandémie (janvier 2020), toutes les consultations se firent via internet (avec interprète et avec, au préalable, l'étude des questionnaires de feedback que les mamans devaient m'envoyer avant la consultation).

Suite aux consultations, l'étude de chaque dossier était transférée sur un logiciel de répertorisation homéopathique (PC Kent2*) où étaient inscrits les résultats provenant de la dernière prescription et les remèdes qui constitueraient la nouvelle prescription.

Au total, pendant toutes ces années en Corée du Sud et à cause des voyages d'enseignements que je faisais en France et au Maroc, les occasions de faire des consultations d'enfants diagnostiqués comme étant autistes se sont multipliées. À toutes ces consultations d'enfants, il faut ajouter un certain nombre de consultations pour des mamans.

5) Soutenir les mamans (et les papas)

Être une maman est déjà exigeant. Être la maman d'un enfant autiste l'est encore plus. L'intensité des besoins et la nécessité d'être plus ou moins constamment présente et attentive à l'enfant peut souvent épuiser la maman. Pour certaines, cela aura pour conséquence l'apparition d'un état de fatigue chronique, d'anxiété ou de dépression et de découragement.

Il est important de pouvoir supporter les mères car les enfants autistes sont souvent hypersensibles et, dès lors, ils ne peuvent que ressentir et être affectés par les éléments qui constituent leur environnement.

L'état d'esprit de la maman est l'environnement principal des enfants autistes!

Dans un prochain chapitre, ce livre proposera aux mamans une série de remèdes homéopathiques et de Fleurs de Bach qui sont reconnus pour apaiser l'anxiété, la tristesse, le sentiment d'impuissance, etc.

6) Conclusion

Pour finir, toutes ces années de consultations m'auront permis :

   a) D'approfondir ma connaissance de certains remèdes homéopathiques. (Je pense au si utile *Lycopodium*, à *Carcinosinum*, remède des grands états de chaos, à *Stramonium* dans les phases aiguës de délire et de violence, etc.)
   b) De découvrir les possibilités d'extraordinaires remèdes que je ne connaissais pas, tels *ROR*, et *DTP*, grâce aux informations que j'ai reçu de ce grand homéopathe australien qu'est Isaac Gold.
   c) De construire un protocole de prescription qui a maximisé les résultats significatifs. L'idée étant d'élaborer une structure de prescription standardisée qui respecte tout de même le principe d'individualisation.
   d) De développer un type d'interrogatoire permettant de recueillir les informations et les symptômes les plus pertinents. Pendant 10 ans, cet interrogatoire s'est, d'année en année, perfectionné, simplifié, clarifié.

Résumé du chapitre : « Comment tout a commencé »

1) Au cours des 10 dernières années, l'expérience acquise a permis d'obtenir de plus en plus de résultats significatifs.

2) L'accroissement des résultats de plus en plus intéressants est dû à une meilleure connaissance des remèdes, au perfectionnement de l'interrogatoire et à l'utilisation d'un protocole de prescription qui, tout au long de son développement, a permis de voir l'amélioration de plus en plus constante des enfants.

3) Il n'y a pas de hasards, il n'y a que des rencontres. Il s'agit de ne pas résister… et tout s'enchaîne, de Noah à Seung bin.

4) Il est important de s'intéresser au milieu familial dans lequel évolue l'enfant et de pouvoir, s'ils le désirent, soutenir les parents.

3) APPROCHE ÉNERGÉTIQUE DE L'AUTISME

Introduction

1) Dans un certain nombre de cas, il semble qu'on puisse considérer que le cerveau de l'enfant autiste est parfaitement fonctionnel.

2) Ce qui est en jeu dans la capacité de recevoir et d'émettre de l'information (les retards d'apprentissages et les difficultés de communication) est qu'un certain nombre de barrages et d'éléments toxiques ne permettent pas au cerveau de donner sa pleine mesure et d'opérer correctement.

3) Le rôle du traitement homéopathique est de lever ces barrages, notamment en entreprenant une désintoxication, de façon à rétablir un fonctionnement normal de l'énergie vitale, c'est-à-dire restituer son équilibre au terrain.

1) Appareil « émetteur/récepteur »

La conception énergétique de l'être humain que soutient l'homéopathie (nous sommes essentiellement... énergie, vibrations, fréquences) permet d'illustrer les difficultés des enfants autistes en utilisant la métaphore suivante :

Imaginons un appareil radio.

Cet appareil radio a la capacité de ...

a) recevoir

b) d'émettre.

L'appareil radio est doté d'une antenne lui permettant de capter (récepteur) certaines fréquences chargées d'informations localisées dans le « cloud » environnant.

L'appareil radio est également muni d'un haut-parleur lui permettant de retransmettre (émetteur) l'information reçue.

Enfin, l'appareil radio est doté d'une technologie lui permettant de digérer et de décoder les fréquences perçues et de les matérialiser sous forme de sons.

- L'appareil radio est un « émetteur/récepteur ».
- Le cerveau humain fonctionne un peu de la même façon.

Les performances de réception et d'émission de l'appareil radio sont reliées à différents facteurs, notamment...

a) Le niveau technologique de l'appareil (qualité, puissance...).

b) La densité des interférences présentes dans l'environnement.

L'approche homéopathique se concentre sur la capacité d'éliminer les interférences qui empêchent une bonne réception et une bonne communication.

2) Le cerveau de l'enfant autiste

Qu'est-ce à dire du point de vue du cerveau de l'enfant autisme ?

Dans un premier temps, en ce qui a trait à l'aspect « réception », il peut sembler que les signaux, les fréquences et les informations que reçoit le cerveau des enfants autistes ne soient pas toujours clairement perçus (correctement digérées, convenablement « intégrées »). Un peu comme si le réglage de l'appareil/cerveau de ces enfants les conduisait à percevoir un enchevêtrement de fréquences appartenant à la fois à la fréquence 91,5 et à la fréquence 92,8 (Mozart et Bach en même temps !).

Certaines hypothèses modernes sur l'autisme expliquent assez bien ce type de confusion dans les opérations du cerveau par le fait que, ce qu'on appelle « le second cerveau » c'est-à-dire les intestins, soient contaminés par des toxines et donc incapables de jouer parfaitement l'un des rôles qui leur appartient : communiquer des outils d'excellentes qualités au cerveau pour que celui-ci opère de façon optimale.

La confusion, l'engourdissement et un ensemble d'autres défaillances d'opérations du cerveau pourraient, selon cette hypothèse, être en relation notamment avec des intestins « intoxiqués », soit par des métaux lourds (mercure, aluminium, cuivre, etc.), soit par des pesticides ou tout autre type de produits chimiques provenant de l'alimentation ou des médicaments pharmaceutiques, etc.).

À ce sujet, plusieurs études semblent accréditer le fait que notamment chez les enfants autistes, le gluten puisse agir comme un type d'opium du cerveau de certains enfants, contribuant à un engourdissement général du fonctionnement de la pensée.

Pour en terminer avec cette métaphore (appareil radio/cerveau des enfants autistes), si on se rend compte que la « réception » de l'information (des fréquences, des signaux) n'est pas toujours clairement perçue, il en est de même pour la partie « émission » (expression), c'est-à-dire pour la capacité de traduire et d'émettre en mots les informations auxquelles l'enfant a accès.

C'est l'un des problèmes les plus fréquents d'un grand nombre d'enfant diagnostiqués comme étant autistes : ils ont de la difficulté à parler, c'est-à-dire à « émettre » leurs pensées et leurs désirs.

À de nombreuses reprises au cours des 10 dernières années, j'ai eu le bonheur de recevoir des communications de parents qui me disaient qu'après la prise de tel ou tel remède homéopathique, un enfant qui ne parlait pas avait tout à coup dit : « Maman, tu sais que je t'aime! », ou encore : « Il ne faut pas pleurer, il ne faut pas être triste. ».

Non seulement de telles petites phrases illustrent que la parole est libérée mais elles manifestent également que la sphère émotionnelle de l'enfant est bien active.

À de nombreuses reprises aussi, des examens passés chez des psychologues ont révélé que le niveau de compréhension des enfants (sa « réception » de l'information) s'était accru.

Après une dose de *Baryta Carb*, prescrit sur la base de la totalité des symptômes, les examens psychologiques mesurant le niveau de compréhension de **Ming Ju, est** passé de 47 à 64.

Rapport de consultation - 23/6/23

3) Augmentation du Q.I.

Beaucoup de parents Coréens font passer des tests d'intelligence à leurs enfants. Ce qui est remarquable à la suite des traitements homéopathiques, c'est le fait qu'on ait vu parfois des améliorations significatives du Q.I. de l'enfant, passant par exemple de 68 à 89.

Comment cela est-il possible?

L'explication qui m'est apparue la plus vraisemblable est que le cerveau des enfants autistes est dans la majorité des cas capable de bien fonctionné… mais que le problème se situe plutôt au niveau de la « connexion Wifi ».

Il semble exister des éléments qui interfèrent, qui bloquent, qui font barrages à la bonne réception et digestion des informations.

Reprenons la métaphore de l'appareil radio.

Il est donc possible que l'appareil radio ait toutes les capacités de bien opérer (il n'est pas endommagé) mais si certains éléments (la distance, l'épaisseur des murs, etc.) altère la « connexion » avec l'univers des fréquences, des énergies environnantes… cet appareil ne recevra que des signaux déformés et par le fait même, ne pourra les transmettre que de façon déformée.

Pareillement, au niveau de l'émission des sons, un bon appareil radio peut avoir ses capacités intactes mais si le bouton du volume de l'appareil est réglé à 0… aucun son n'en sortira.

Un certain nombre d'enfant autistes ne sembleraient donc souffrir d'aucun retard mental. Leur difficulté à communiquer (à procéder l'information ou à la communiquer) repose plutôt sur des barrages et des intoxications qu'il faut nettoyer et éliminer.

Pour éliminer ces barrages et pour désintoxiquer l'organisme, l'homéopathe peut avoir recours à plusieurs outils.

a) La prescription du « similimum homéopathique », c'est-à-dire du remède qui correspond à la totalité des symptômes significatifs du jeune patient. Le similimum a pour objectif d'éliminer les éléments qui font obstacle à l'ajustement de la fréquence correspondant au bien-être.

b) La prescription d'isothérapiques homéopathiques, c'est-à-dire de remèdes correspondant exactement aux éléments qui ont été identifiés comme ayant intoxiqué l'enfant et engendré des effets secondaires.

c) À cela s'ajoute toute une série de mesures naturelles (régime alimentaire, ajout de vitamines et minéraux, activités en plein air, etc.) qui contribueront à soutenir le traitement homéopathique.

4) En conclusion

- Le cerveau d'un certain nombre d'enfants enfants autistes n'est pas nécessairement endommagé ou diminué.

- Les problèmes de réception et d'émission peuvent plutôt être envisagés comme des difficultés de « connexion ».

Résumé du chapitre : Approche énergétique des problématiques de l'autisme.

1) Dans un certain nombre de cas, le cerveau des enfants autistes est parfaitement fonctionnel.

2) L'objectif du traitement homéopathique (et des thérapies naturelles adjointes à la prescription) est de lever les barrages, d'éliminer les obstacles à ce fonctionnement.

3) Pour lever ces barrages, le traitement homéopathique vise à désintoxiquer l'organisme de certaines substances… et à rétablir l'équilibre énergétique de l'enfant.

4) Ce que peut produire un traitement homéopathique (adjoint aux autres thérapeutiques alternatives), c'est une amplification des possibilités de « connexion » de façon à ce que la réception et l'émission puissent se manifester de façon optimale…

4) AUTISME ET VACCINS : EXISTE-T-IL UNE RELATION ?

Introduction

1) Les 2 principales hypothèses qui cherchent à expliquer la cause de l'autisme.

2) Autisme et hypothèse vaccinale : les pour et les contre.

3) Leçons de la pandémie de Covid 19.

4) Les enfants sont-ils trop vaccinés?

5) Les vaccins sont-ils sûrs et sans effets secondaires?

6) Différents facteurs environnementaux mis en cause.

En 1960, on dénombrait, aux États-Unis, un cas d'autisme pour 10 000 enfants (1/10 000).

En 2020, l'organisme officiel des États-Unis, le CDC (Centers for Disease Control and Prevention) dénombrait un cas d'autisme pour 36 garçons (1/36). https://www.cdc.gov/ncbddd/autism/data.html

Pourquoi? Comment, en 60 ans, peut-on voir un problème aussi dramatique et préoccupant s'accroître d'une façon si sérieuse et si grave? 1/10 000 vs 1/36 !

Existe-t-il des recherches sur ce sujet ? Bien sûr.

1) Les 2 principales hypothèses qui cherchent à expliquer la cause de l'autisme.

En résumé, elles inclinent dans 2 directions pour expliquer les causes possibles de l'autisme.

a) D'une part, certains chercheurs croient que l'autisme est une condition innée, c'est-à-dire que l'on naît ainsi… et que cet état est déterminé par des facteurs génétiques. Dans un tel cas, il y a peu à faire, sinon de soulager certains des troubles les plus envahissants. C'est d'ailleurs ce que fait actuellement la science médicale conventionnelle; soulager car on ne voit pas comment on peut guérir de l'autisme. (Si l'on savait ce qu'il faut faire, on n'aurait pas un garçon sur 36 avec un diagnostic d'autiste aux États-Unis).

b) D'autre part, il y a ceux qui privilégient la piste environnementale, c'est-à-dire, que l'on ne naît pas autiste mais que cet état est acquis à la suite de l'exposition à des facteurs extérieurs survenant après la naissance. Pour les tenants de cette hypothèse, si on peut éliminer ces facteurs, il serait possible de guérir de l'autisme.

c) Je soumets une troisième possibilité : que l'autisme soit à la fois causé par une prédisposition génétique (faiblesse du « terrain ») qui fait que l'enfant est alors plus sensible aux perturbations que peuvent engendrer différents types de facteurs environnementaux tels que les métaux lourds, les effets secondaires de certains médicaments, l'électro sensibilité, etc.

Car les effets secondaires de ces différents facteurs seront d'autant plus intenses si le terrain héréditaire de l'enfant est affaibli !

Des facteurs qui causeraient ou accentueraient l'autisme.

a) L'histoire de famille, c'est-à-dire l'héritage des traumatismes transgénérationnels. Ceci est un domaine d'étude relativement nouveau mais particulièrement intéressant car il explique comment le terrain des enfants peut être influencé (et affaibli) par les traumatismes émotionnels ayant été vécus par les parents, voire les grands-parents.
https://www.passeportsante.net/fr/psychologie/Fiche.aspx?doc=transgenerationnel-nettoyer-traumas

b) Un second facteur pouvant influencer l'enfant sont les conditions dans lesquelles s'est déroulée la grossesse. En tant qu'homéopathes, nous savons que la maman enceinte peut être profondément perturbée tout autant par des facteurs psychiques (sentiment d'abandon, chagrins, dépression) que par des éléments physiques, notamment la prise de médicaments pharmaceutiques ou les effets secondaires possibles de certains types d'examens médicaux (échographies à répétition?).

c) Différents types « d'erreurs » du régime alimentaire.

Des allergies ou des intolérances au gluten ? ... au sucre ? ... aux produits laitiers ? (Etc.) Ou encore, une forte déficience en vitamines ou en minéraux. Tous ces éléments peuvent contribuer à exacerber les traits autistiques de l'enfant.

d) Une intoxication aux métaux lourds (plomb, mercure, aluminium, etc.) peut également avoir des répercussions sur les problèmes psychiques de l'enfant.

e) De plus en plus de gens manifestent également une intolérance aux ondes électro-magnétiques (téléphone cellulaire, ordinateur, réseau électrique des grandes villes, etc.) qui se répercutent en tout un ensemble de symptômes tout autant physiques que psychiques. Les enfants autistes pourront voir leur condition être accentuée par une sensibilité aux ondes électro-magnétiques.

Ces enfants, majoritairement hypersensibles, seront également affectés par les trop vives tensions émotionnelles présentes dans leur entourage. L'anxiété, le stress, la dépression, etc., des proches accentueront l'expression des déséquilibres psychiques.

Et enfin, les effets secondaires des vaccins !

f) Les vaccins comme cause possible de l'autisme ?

Nous abordons ici un sujet délicat et controversé. Nous venons d'ailleurs de traverser une période très particulière de l'histoire qui a remarquablement mis en vedette le sujet de la vaccination.

Les vaccins sont-ils efficaces, sûrs, nécessaires et sans effets secondaires ?

Ces questions ont été posées quotidiennement au cours des dernières années.

De façon très claire, les pharmaceutiques ont affirmé que leur produit était extraordinairement efficace à la fois pour protéger du virus que pour en limiter la transmission (95 %).

De façon tout aussi claire, les pharmaceutiques ont affirmé que ces produits étaient sans effets secondaires sérieux.

Ces prétentions ont été inlassablement appuyées par les gouvernements et les médias officiels.

Or…

2) Leçons de la pandémie de Covid 19

Les lendemains de cette période pandémique laissent émerger un grand nombre d'informations remettant en question les données qui nous ont été communiquées.

Les vaccins étaient loin d'être aussi efficaces que ce que l'on nous a dit.

Quant aux effets secondaires, chacun trouvera, s'il fait de simples recherches, des communiqués qui interrogent leur innocuité, notamment dans le bestseller de Robert Kennedy Jr, actuel candidat à la présidence des États-Unis : « Le vrai Anthony Fauci : Bill Gates, Big Pharma et la guerre mondiale contre la démocratie et la santé publique ». (Voir résumé du livre à la fin de ce chapitre)

En définitive, nous comprenons que, malgré toutes les études scientifiques sur lesquelles reposaient les affirmations des pharmaceutiques, des gouvernements et des publications des médias, une partie des informations données sur les vaccins étaient fausses.

Or, ce sont les mêmes acteurs qui prétendent qu'il est impossible que les 20, 30, 40 vaccins que reçoivent aujourd'hui les jeunes enfants puissent leur causer des dommages sérieux, notamment engendrer l'autisme.

Le principe de précaution incline à ce que les conséquences possibles de la vaccination soient considérées avec une certaine retenue et une bonne dose de prudence.

Particulièrement lorsque les enjeux sont aussi dramatiques que des effets secondaires qui conduiraient à l'autisme.

(Notons au passage que les populations d'un grand nombre de pays ont, pendant l'épisode pandémique, abondamment manifesté leur méfiance envers les vaccins, soit en ne se faisant pas vacciner, soit en refusant de suivre les recommandations qui suggéraient de nombreux rappels.)

3) Autisme et hypothèse vaccinale : les pour et les contre

a) Pourquoi sont-ils expérimentés différemment des autres types de médicaments ?

b) Pourquoi tant de parents à travers le monde sont-ils convaincus que les vaccins ne sont pas sûrs ?

c) Comment la désintoxication des effets secondaires des vaccins conduit-elle à des résultats révélateurs ?

d) Les enfants sont-ils trop vaccinés ?

e) Quels sont les nombreux effets secondaires des vaccins reconnus par le gouvernement du Canada ?

a) Pourquoi sont-ils expérimentés différemment des autres types de médicaments ?

Aux dires de Robert Kennedy Jr., deux problèmes majeurs soulèvent des questions lorsque l'on parle de vaccins : https://www.youtube.com/watch?v=eLW9s6NpS7w&ab_channel=NewsNation (minute 46)

a) Contrairement à toutes les autres classes de médicaments, les vaccins ne sont pas soumis aux expérimentations en double aveugle. Ce type d'expérimentation, où un groupe serait vacciné et un autre ne le serait pas, déterminerait avec certitude à quel point les vaccinés seraient mieux protégés. Curieusement, les vaccins échappent à ce protocole pourtant utilisé dans l'expérimentation de tous les autres types de médicaments.

b) Contrairement à toutes les autres classes de médicaments, l'expérimentation faite des vaccins échappe aussi à la mise en place de structures qui pourraient établir leurs effets à long terme. Encore une fois, la pandémie nous aura renseigné à ce sujet; les vaccins ont été proposés ou imposés aux populations de la planète immédiatement après qu'ils aient été produits. Impossible de savoir s'ils pouvaient engendrer des effets secondaires 6 mois ou 2 ans après leur inoculation. (Pourtant, 3 mois après sa mise en marché, le très performant et très sécure vaccin Astra Zeneca étaient retiré du marché. Pourquoi pensez-vous ?)

b) Pourquoi tant de parents à travers le monde sont-ils convaincus que les vaccins ne sont pas sûrs ?

Une autre raison qui maintient depuis de très nombreuses années la suspicion quant à la sûreté des vaccins est le nombre considérable de parents, tout autour du monde, qui affirment que l'état d'être de leur enfant (langage, rire, sociabilité, comportement, etc.) a été dramatiquement transformé dans les heures ou les jours suivant l'administration d'un vaccin.

Coïncidence ?

Peut-être... si ce type d'événement survient 2 ou 3 fois par année. Mais si des milliers de parents rapportent la même expérience, il est plus délicat de s'en remettre à une explication soutenue par le « hasard ».

c) Comment la désintoxication des effets secondaires des vaccins conduit-elle à des résultats révélateurs ?

Un autre élément qui laisse supposer que les vaccins puissent induire des effets secondaires et des symptômes qui seront identifiés comme étant ceux de l'autisme (ou d'un sévère TDAH) est qu'en appliquant une thérapeutique de désintoxication des vaccins (par une isothérapie homéopathique comme le suggère Tinus Smits), on constate une amélioration de l'état général et souvent un progrès important au niveau de la communication. L'enfant paraît « sortir de sa bulle ».

De nombreux problèmes de comportement ont rapidement disparus à la suite d'une désintoxication des vaccins : enfant plus calme, moins anxieux, amélioration du langage, moins d'obsessions et une amélioration de plusieurs symptômes liés à la digestion, au sommeil, etc.

C'est ce qui explique que mon intérêt ait été éveillé et que je sois devenu de plus en plus convaincu qu'un certain nombre de cas d'autismes pouvait être liés à l'administration de vaccins.

4) Les enfants sont-ils trop vaccinés ?

Certains individus soutiennent qu'il existe un lien entre les vaccins et l'autisme parce qu'ils établissent une corrélation entre l'accroissement du nombre de cas d'autisme et l'augmentation de la quantité de vaccins.

1960, vaccins/autisme :

Le nombre de cas d'autisme recensés aux États-Unis en 1960 était de l'ordre de 1 enfant sur 10,000.
- À cette époque, les enfants (0 à 7 ans) recevaient très peu de vaccins, généralement 2 ou 3.

2020, vaccins/autisme :

En 2020, le CDC, (Centers for Disease Control and Prevention) recensait qu'actuellement aux États-Unis, un enfant sur plus ou moins 36 est diagnostiqué autiste.
https://www.cdc.gov/ncbddd/autism/data.html
- (En Corée du Sud, 1 sur 38)
- Parallèlement, le nombre de vaccinations auxquelles est exposé un enfant est passé de 4 ou 5 à… plus d'une trentaine (et dans certains pays, plus de 40)!

Coïncidence ?

Les enfants de France, d'Angleterre, des États-Unis, du Canada (et de la Corée du Sud) ne sont pas soumis exactement au même programme de vaccination.

Vous pourrez constater ce fait en allant sur les sites suivants qui font état des programmes proposés par chacun de ces différents pays.

France :
https://www.vidal.fr/medicaments/utilisation/vaccins/calendrier-vaccination.html

Canada :
https://www.canada.ca/fr/sante-publique/services/renseignements-immunisation-provinces-et-territoires/programmes-vaccination-systematique-provinces-territoires-nourrissons-enfants.html

Grande-Bretagne : https://www.gov.uk/government/publications/the-complete-routine-immunisation-schedule/the-complete-routine-immunisation-schedule-from-february-2022

États-Unis :

https://www.cdc.gov/vaccines/schedules/hcp/imz/child-adolescent.html

Les différences de programme de vaccination peuvent se manifester de la façon suivante :

Les combinaisons de vaccins à l'intérieur d'une même inoculation peuvent être différentes.

- L'âge auquel on fait telle ou telle inoculation peut varier,
- Il est aussi possible que, dans un pays, un certain vaccin soit donné et qu'il ne le soit pas dans un autre,
- Dans certains pays, un bébé naissant peut être vacciné. Dans d'autres, on attend quelques mois,
- Dans certains pays, certains vaccins sont obligatoires. Dans d'autres ils ne sont que recommandés.

Cependant, si l'on fait une synthèse des différents programmes de vaccination qui sont proposés aux enfants de 0 à 6 ou 7 ans, dans ces pays, on voit que les enfants recevront généralement plusieurs doses des vaccins suivants, contre…

1- La diphtérie (3 à 5 doses)
2- La coqueluche (3 à 5 doses)
3- Le tétanos (3 à 5 doses)
4- L'influenza (parfois, 1 dose par année)
5- Les oreillons (1 à 2 doses)
6- La rubéole (1 à 2 doses)
7- La rougeole (1 à 2 doses)
8- La varicelle (1 à 2 doses)
9- La méningite (1 à 2 doses)
10- Les infections à pneumocoque (2 à 3 doses)
11- Les gastro-entérites/rotavirus (1 à 2 doses)
12- L'hépatite B (1 à 3 doses)

13- L'hépatite A (1 à 2 doses)
14- La poliomyélite (3 à 5 doses)
15- La tuberculose (1 à 2 doses)
16- Le papillomavirus (1 à 2 doses... plutôt à l'adolescence)

S'ajoutent à ces vaccins tous ceux qui sont recommandés si l'enfant doit partir en voyage... et ceux recommandés pendant la pandémie.

Au total ? Entre 30 et 40 vaccins... pour un enfant de 0 à 7 ans.

Le système immunitaire encore immature de tous ces enfants peut-il aisément supporter une telle quantité de vaccins ?

5) Les vaccins sont-ils sûrs et sans effets secondaires ?

La question des effets secondaires des vaccins est admise tout autant par les pharmaceutiques que par les gouvernements. Le message véhiculé à propos des effets secondaires est généralement qu'ils sont... rares... peu importants... et qu'ils se résorbent rapidement. Sinon, il faut consulter son médecin!

Voyons si ce qui est écrit sur les pages web du ministère de la santé du gouvernement du Canada confirme ces informations au sujet des effets secondaires des vaccins. https://www.canada.ca/fr/sante-publique/services/vaccinations-pour-enfants/securite-craintes-effets-secondaires.html#a1

Dans la section *Effets secondaires liés à la vaccination*...

a) Les effets secondaires courants des vaccins peuvent être les suivants :

- de l'enflure
- une rougeur
- de la douleur

b) Les symptômes plus généraux peuvent inclure :

- des frissons
- de la fatigue
- une fièvre légère
- des maux de tête
- des douleurs articulaires
- des douleurs musculaires

Les enfants peuvent aussi être plus agités que d'habitude après la vaccination.

c) Les signes et les symptômes d'une réaction anaphylactique à un vaccin comprennent :

1. une enflure :
    - du visage
    - des lèvres
    - de la langue
    - des voies respiratoires
2. une perte de conscience
3. des plaques rouges qui démangent
4. une augmentation du rythme cardiaque
5. une chute soudaine de la pression artérielle
6. des éternuements, de la toux ou des difficultés respiratoires
7. des douleurs abdominales, des vomissements et de la diarrhée

d) Les signes d'anaphylaxie chez l'enfant peuvent être les suivants :

- urticaire, bouffées vasomotrices et gonflement du visage
- bave
- perte de contrôle de la vessie et des intestins

- des changements de comportement, tels que :
    - irritabilité
    - pleurs qui ne s'arrêtent pas
    - calme ou somnolence soudaine
    - des vomissements (y compris des vomissements persistants)
- calme ou somnolence soudaine
- des vomissements (y compris des vomissements persistants)

e) Enfin, toujours sur le site du gouvernement du Canada, on peut lire :

« Comme pour tous les vaccins et tous les médicaments, il existe un risque d'effets secondaires graves. Ceux-ci sont rares.

Le 1er juin 2021, le programme de soutien aux victimes d'une vaccination a commencé à accepter les demandes des personnes au Canada qui ont subi une blessure grave et permanente causée par un vaccin ».

… Une aide financière peut également vous être accordée si vous êtes la personne à charge ou le bénéficiaire d'une personne décédée après une vaccination.

Finalement, à la lecture des informations présentées sur le site web du ministère de la santé du Canada, est-il déraisonnable de penser que les effets secondaires possibles à la suite d'une vaccination soient…

- nombreux et pour des périodes de temps qui ne sont pas spécifiées,

- et potentiellement grave (il est admis sur ce site que la vaccination peut entraîner la mort) ?

6) Différents facteurs environnementaux mis en cause
a) Le régime alimentaire

Quel que soit notre état de santé, celui-ci est largement influencé par le type de régime alimentaire que nous suivons. Il est des types d'organismes (hérédité!) qui peuvent consommer du « junk food » pendant des années sans apparemment en être affectés. Mais, généralement et pour la grande majorité des individus, une alimentation toxique, artificielle, industrielle finira par engendrer des symptômes et différents problèmes de santé.

Dans le cas des enfants autistes, le type d'aliments qui formeront la diète quotidienne aura une incidence plus ou moins importante sur le comportement de l'enfant (a-t-on, par exemple, besoin d'études scientifiques pour comprendre que l'abus de sucreries aura souvent des répercussions et pourra augmenter les symptômes d'hyperactivité ?).

Quels sont les principaux aliments à éviter ?

Le gluten : chez un certain nombre d'enfants, le gluten augmente le niveau de confusion mentale. Il a été remarqué que certains enfants changent de comportement après quelques semaines d'un régime sans gluten.

Les produits laitiers (de vache) : un très grand nombre d'enfants (et d'adultes) sont allergiques ou intolérants aux produits laitiers. Cela se traduit par des problèmes de peau, de digestion, des problématiques respiratoires, mais aussi au niveau psychique, notamment par une augmentation de l'irritabilité.

Un test simple permet de savoir à quel point ces produits causent des problèmes. Il s'agit de ne pas en prendre pendant 14 jours… puis de mesurer, à la fin de cette période, si l'enfant a moins de mucus dans les poumons, moins d'eczéma, moins de gaz et de ballonnements, moins d'impatience et de colère, etc.

Si cela est le cas... on sait que l'enfant ne devrait pas reprendre de produits laitiers (surtout ceux de la vache - pour les autres, refaire le test).

Le sucre : dans le monde d'aujourd'hui, il est difficile de ne pas consommer de sucre... ou de sucreries. Il faut cependant savoir que, plus on en prend, plus cela a pour conséquence de conduire à de l'agitation et des tensions de toutes sortes. À éviter le plus possible.

Tout aliment pour lequel on se découvre une intolérance ou une allergie.

Tout aliment « mort », industriel, chimique, artificiel; tout aliment contenant des colorants, des antibiotiques, des hormones, etc.

b) Électro sensibilité

Les ordinateurs, les téléphones portables, l'électromagnétisme en général, sont-ils des facteurs qui peuvent aggraver les tensions organiques et énergétiques des enfants autistes ?

En tant qu'homéopathe pratiquant depuis 38 ans, j'ai pu constater au cours des 10 dernières années un accroissement important de gens qui consultent pour différents types de symptômes liés à l'électromagnétisme.

L'un a des maux de tête lorsque l'ordinateur ou la télé sont en fonction.

Un autre a dû déménager à la campagne, souffrant d'engourdissements à la suite de l'installation d'une tour de communication près d'où il demeurait en ville.

Jusqu'à quel point tel ou tel individu, ou tel ou tel enfant autiste, est-il perturbé par une trop grande intensité d'ondes électromagnétiques? On peut présumer que de vivre dans un environnement fortement « micro-ondes » n'est pas un facteur d'apaisement de l'organisme.

c) Une approche « suppressive » des symptômes.

D'un point de vue homéopathique, le symptôme n'est pas le problème. Il est une information, un message, un type d'avertissement qui demande à être déchiffré et bien interprété.

Quelques exemples :

Appliquer une crème à la cortisone sur un eczéma alors que ce symptôme témoignerait (soit un avertissement) d'une intolérance aux produits laitiers, c'est procéder à une suppression. Il est possible que l'eczéma disparaisse... mais l'intolérance aux produits laitiers subsiste et s'exprimera à des niveaux plus profonds!

Chercher, par une consommation excessive de café, à lutter et contrer un grand état de fatigue généré par un manque de sommeil, implique qu'on ne comprend pas ce que veut nous dire le symptôme (la fatigue). Éliminer le symptôme sans comprendre sa signification... c'est procéder à une suppression.

La conséquence majeure de l'approche suppressive, qui élimine les effets plutôt que d'éliminer les causes, c'est qu'elle conduit, à plus ou moins long terme, à une aggravation de l'état général du patient.

Une autre conséquence de l'approche suppressive des symptômes est que, dans de nombreux cas, on peut même affirmer qu'un grand nombre de maladies chroniques sont en réalité le résultat de maladies aiguës qui ont été... mal soignées, c'est-à-dire qui ont fait l'objet de suppressions.

Pour éviter les suppressions, il faut soigner la cause du problème.

Le remède homéopathique qui correspond à
« la totalité des symptômes »
est le remède qui s'adresse à la cause.

Résumé du chapitre : « Autisme et vaccins : existe-t-il une relation ? »

1) L'autisme est-elle une condition innée ou acquise ?

2) L'autisme peut-il être expliqué uniquement par des facteurs génétiques ou bien les causes environnementales sont-elles à prendre en considération ?

3) Si l'on admet que l'autisme puisse être causé par différents facteurs environnementaux qui créent des barrages et des obstacles au bon fonctionnement de l'organisme, il est alors possible de croire qu'en éliminant ces barrages on puisse retrouver, de plus en plus, un fonctionnement « normal ».

4) Parmi les facteurs environnementaux pouvant causer l'autisme, il faut explorer la piste des vaccins.

5) Plusieurs éléments inclinent à considérer que les vaccins puissent être mis en cause dans l'épidémie de cas d'autisme.

a) Une corrélation entre la multiplication des cas d'autisme et la multiplication des vaccinations;

b) Les affirmations de nombreux parents comme quoi le comportement de leur enfant a été dramatiquement modifié au lendemain d'une vaccination;

c) Les effets parfois spectaculaires d'une désintoxication des vaccins par le biais de l'isothérapie.

6) Les enfants sont-ils trop vaccinés ? ...trop jeunes ? ...tous les vaccins sont-ils nécessaires ?

7) Pourquoi les vaccins sont-ils des médicaments dont l'expérimentation est différente de celles des autres classes de médicaments? Pourquoi n'existe-t-il pas d'études en double aveugle ? Pourquoi n'existe-t-il pas d'études sur les effets à long terme ?

8) Le site web de « Santé Canada » fait mention des nombreux effets secondaires possibles des vaccins, dont certains sont sérieux (quoique rares… aux dires des pharmaceutiques).

9) Qu'est-ce que la pandémie nous a appris sur les vaccins et la science? À quel point peut-on vraiment faire complètement confiance aux vaccins ?

Résumé du best-seller de Robert Kennedy Jr, *« Le vrai Anthony Fauci : Bill Gates, Big Pharma et la guerre mondiale contre la démocratie et la santé publique ».*

« Les médias grand public financés par la pharmacie ont convaincu des millions d'Américains que le Dr Anthony Fauci est un héros. Il est tout sauf ça.

En tant que directeur du National Institute of Allergy and Infectious Diseases (NIAID), le Dr Anthony Fauci distribue 6,1 milliards de dollars de financement annuel fourni par les contribuables pour la recherche scientifique, ce qui lui permet de dicter le sujet, le contenu et les résultats de la recherche scientifique en santé à travers le monde. Fauci utilise l'influence financière à sa disposition pour exercer une influence extraordinaire sur les hôpitaux, les universités, les revues et des milliers de médecins et de scientifiques influents - dont il a le pouvoir de ruiner, de faire progresser ou de récompenser les carrières et les institutions.

Au cours de plus d'un an de recherches minutieuses et méticuleuses, Robert F. Kennedy Jr. a mis au jour une histoire choquante qui anéantit la tournure médiatique sur le Dr Fauci... et qui alarmera tous les Américains - démocrates ou républicains - qui se soucient de la démocratie, de notre Constitution et de l'avenir de la santé de nos enfants.

Le vrai Anthony Fauci révèle comment "America's Doctor" a lancé sa carrière au début de la crise du sida en s'associant à des sociétés pharmaceutiques pour saboter des traitements thérapeutiques sûrs et efficaces non brevetés contre le sida.

Fauci a orchestré des études frauduleuses, puis a fait pression sur les régulateurs de la Food and Drug Administration (FDA) des États-Unis pour qu'ils approuvent un traitement de chimiothérapie mortel qu'il avait de bonnes raisons de savoir sans valeur contre le sida. Fauci a violé à plusieurs reprises les lois fédérales pour permettre à ses partenaires pharmaceutiques d'utiliser des enfants pauvres et à la peau foncée comme rats de laboratoire dans des expériences mortelles avec des chimiothérapies toxiques contre le SIDA et le cancer.

Au début de 2000, Fauci a serré la main de Bill Gates dans la bibliothèque du manoir Gates de 147 millions de dollars à Seattle, cimentant un partenariat qui viserait à contrôler une entreprise mondiale de vaccins de plus en plus rentable de 60 milliards de dollars avec un potentiel de croissance illimité. Grâce à un effet de levier financier et à des relations personnelles soigneusement entretenues avec les chefs d'État et les principaux médias et institutions de médias sociaux, l'alliance Pharma-Fauci-Gates exerce une domination sur la politique de santé mondiale.

Le vrai Anthony Fauci détaille comment Fauci, Gates et leurs cohortes utilisent leur contrôle sur les médias, les revues scientifiques, les principales agences gouvernementales et quasi gouvernementales, les agences de renseignement mondiales et les scientifiques et médecins influents pour inonder le public de propagande effrayante sur la virulence et la pathogenèse du COVID-19, et pour museler le débat et censurer impitoyablement la dissidence ».

AMAZONE REVIEW : https://www.amazon.ca/Real-Anthony-Fauci-Pharma-Democracy/dp/B09LVZ78RG

5) LES PRINCIPES DE BASE DE L'HOMÉOPATHIE

Introduction

1) La connaissance des principes de base de l'homéopathie permet de mieux comprendre pourquoi et comment l'homéopathie améliore la condition des enfants autistes.

2) Cette compréhension permet également de mieux saisir le type d'interrogatoire utilisé ainsi que la façon dont s'opère le choix des remèdes qui sont prescrits.

1) Généralités

Quelques faits pour vous situer (si vous ne connaissez pas l'homéopathie) :

- L'homéopathie est actuellement pratiquée dans plus de 80 pays dans le monde.

- L'Organisation Mondiale de la Santé affirme que l'homéopathie est le 2e type de médecine le plus pratiqué sur la planète. http://www.drnature.fr/quelle-est-la-place-de-lhomeopathie-dans-le-monde/

- Médecine naturelle, sans effets secondaires et dont le coût des remèdes est insignifiant en comparaison des remèdes pharmaceutiques, l'homéopathie est une solution de choix permettant aux enfants autistes d'améliorer leur bien-être.

- La conception homéopathique de l'être humain implique les éléments suivants :

    a) l'être humain est constitué d'une dimension physique, d'une dimension émotionnelle et d'une dimension mentale (spirituelle ?)
    b) Ces trois dimensions sont totalement interreliées; si l'une est affectée d'une façon ou d'une autre, les autres dimensions le sont également.

c) Ces trois dimensions sont totalement interdépendantes; un mauvais fonctionnement au niveau du corps physique a des répercussions au niveau émotionnel et mental. Pareillement, une émotion toxique exercera immédiatement une influence sur le fonctionnement de la dimension physique et mentale.
d) L'homéopathie est une médecine globale.

2) Les principes de base de l'homéopathie

Quels sont les principaux éléments qui constituent les fondements de l'homéopathie?

a) La loi de similitude
b) Les doses infinitésimales
c) Le choix du remède reposant sur la totalité des symptômes
d) Une prescription qui respecte l'individualisation
e) Une conception énergétique de l'être humain
f) Une approche globale
g) Le concept de terrain

A) La loi de similitude

Cette loi stipule que certaines substances ont la capacité de générer différents types de symptômes chez les individus qui les ingèrent ou qui entrent en contact avec elles. Par exemple :

- Trop d'alcool peut entraîner des nausées, des vomissements, des maux de tête, de la confusion, etc.
- L'arsenic peut produire des troubles gastriques, de l'eczéma, de l'anxiété, etc.
- Une piqûre d'abeille entraîne une éruption douloureuse.
- Le virus de la grippe peut causer de la toux, de la fièvre, un mal de gorge, un état d'abrutissement, etc.

L'homéopathie a compilé à ce jour les symptômes que peuvent générer plusieurs milliers de ces substances. Ces substances appartiennent à différents règnes, soit :

- Minéral (*Mercure, Soufre, Cuivre…*)
- Végétal (*Belladonne, Aconit, Pissenlit…*)
- Animal (abeilles, venin de serpents, araignées, etc.)
- Biologique (virus, bactéries, urine, etc.)

Le génie de l'homéopathie est de savoir que toutes les substances ont un certain degré de toxicité et pouvant donc produire des symptômes… et toutes ces substances ont également le potentiel d'être des remèdes.

Remèdes de quoi ?

Remèdes des symptômes mêmes qu'elles peuvent engendrer !

C'est pourquoi l'on dit souvent que « l'homéopathie guérit le mal… par le mal ».

Ou, comme le disait le poète Rumi, « la solution à la souffrance est… dans la souffrance ! »

Des exemples ?

- Si les 8 bouteilles de bière consommées le samedi soir produisent un mal de tête au réveil le dimanche matin... quelques gorgées de bière prises le dimanche matin vont atténuer le mal de tête ou le faire disparaître!
- Si le froid de la neige gèle les mains... il faut les mettre sous l'eau froide pour les réchauffer!
- Pour prévenir la grippe… certains se font inoculer le virus de la grippe !
- Si les yeux coulent à cause des allergies saisonnières... le remède homéopathique *Allium Cepa (*qui signifie oignon – l'oignon fait pleurer les yeux) fera disparaître ce symptôme.

- Enfin, si une douleur émotionnelle intense est causée par un sentiment d'abandon ou de rejet... le psychanalyste demande au patient de... plonger dans cette douleur... pour la guérir.

En clair, l'énoncé complet de la Loi de similitude est :

« Une substance qui peut créer des symptômes chez un individu sain... pourra guérir ces mêmes symptômes chez un individu malade ».

***Si la substance peut être un poison,
elle peut aussi être un remède!***

Voici comment un homéopathe utilise cette Loi de similitude pour améliorer le bien-être des enfants autistes...

Les études faites depuis 200 ans par les homéopathes partout autour du monde ont notamment révélé qu'une intoxication au Mercure provoquait quelques-uns des symptômes suivants :

- de l'hyperactivité
- des problèmes de concentration
- des difficultés d'élocution
- de l'anxiété
- une tendance aux amygdalites et otites
- certains problèmes de sommeil

En utilisant la Loi de similitude, si la consultation révélait ces mêmes symptômes chez le jeune patient autiste, l'homéopathe pourrait évaluer que la prescription de *Mercurius* est à considérer.

Pareillement, après étude des effets secondaires possibles du vaccin ROR (Rougeole-Oreillons-Rubéole, ou MMR en anglais), s'il est noté que ce vaccin provoque (rarement ? parfois ? souvent ?) les symptômes suivants...

- autisme
- problème de concentration
- troubles importants du langage (retard ou absence)

- difficultés d'apprentissage
- inhabilité sociale
- convulsions
- problèmes d'eczéma

... donc si un jeune patient autiste souffre exactement de ces symptômes, encore une fois en vertu de la loi de similitude, l'homéopathe pourrait fortement considérer la prescription du remède homéopathie *ROR* (MMR en anglais).

B) Les doses infinitésimales

L'une des caractéristiques des remèdes homéopathiques est qu'ils ne sont pas toxiques.

Comment peut-on faire en sorte que des substances aussi toxiques que l'Arsenic ou le Mercure puissent être prescrites sans qu'elles ne puissent causer des empoisonnements ?

Cela s'explique par le procédé de « fabrication » du remède homéopathique qui consiste en deux étapes :

1- Diluer la substance (pour en atténuer la toxicité),

2- Dynamiser cette même substance (pour énergiser ses qualités).

Le processus de dilution qu'on emploiera, par exemple pour diluer le poison qu'est l'Arsenic, impliquera que celui-ci se retrouve réduit au final à une partie pour 100 millions... et possiblement très au-delà (une partie pour 100 x 100 millions) et encore plus si nécessaire.

Pour faciliter l'entendement du niveau d'infinitésimalité qu'un remède homéopathique peut atteindre, disons simplement que certaines dilutions d'un remède correspondent à... une goutte de celui-ci dilué dans l'océan Pacifique, et que certaines dilutions vont encore beaucoup plus loin. (Un reportage de la BBC - British Broadcasting

Corporation - affirmait que la dilution de 30 ch correspondait à... une goutte dans notre système solaire !)

À juste raison, on ne peut que se questionner sur ce qu'il reste des capacités d'une substance lorsqu'elle a été diluée à une telle échelle. Pour résoudre cette question des doses infinitésimales, il faut faire appel au 2e des processus qui entre en jeu lors de la fabrication du remède : la dynamisation.

La dynamisation implique qu'à chaque fois que l'on procède à une étape de dilution, on opère parallèlement une opération de dynamisation (d'énergétisation) et d'élévation des fréquences ou du taux vibratoire de cette substance. Cette dynamisation de la substance se fait en agitant, en secouant vivement, le contenant (éprouvette) dans lequel la dilution est opérée.

Pratiquement, de la même façon qu'on modifie la nature d'une barre de fer en la frottant quelques minutes sur une surface dure (la barre de fer va s'échauffer, rougir et se mettre à plier!), la substance dynamisée va acquérir de nouvelles propriétés... énergétiques lorsqu'on la dynamise.

Curieux, n'est-ce pas ? On est dans l'univers de la physique quantique. On est aussi dans la compréhension de l'énergie disponible dans un atome.

C) La totalité des symptômes

Quel que soit le choix que l'on doit faire (par exemple : automobile, maison, lieu de vacances, époux ou épouse, etc.), l'expérience nous apprend qu'il est préférable que ce choix se fasse sur le plus grand nombre possible d'informations.

Choisir une automobile uniquement parce que la couleur nous plaît n'est pas garant d'une satisfaction à long terme. C'est pourquoi l'achat d'un véhicule automobile sera basé sur une multitude de critères (consommation d'essence, confort, garantie, fiabilité, niveau de sécurité, réputation de la marque, etc.).

Le choix du remède homéopathique s'opère de la même façon; il est prescrit après avoir recueillis une large variété de symptômes. C'est cette « totalité de symptômes » qui guide vers le choix du (ou des) remède(s) qui est le plus justifié, c'est-à-dire au remède qui est le plus « semblable » aux symptômes du patient. On appelle ce remède le « Similimum » du patient.

Si ce principe basé sur la « totalité des symptômes » est essentiel à la prescription, c'est parce qu'il n'y a jamais, en homéopathie, un seul remède correspondant à un symptôme particulier.

Par exemple, il existe plus d'une vingtaine de remèdes homéopathiques pouvant traiter la grippe; plus d'une centaine pour la constipation, les éruptions cutanées ou les maux de tête.

Il existe plus de 60 remèdes homéopathiques particulièrement reconnus pour leurs capacités à traiter des cas d'autisme.

AUTISME, syndrome : *agar.*$^{-2}$, *anac.*$^{-2}$, *androc.*$^{-2}$, *aur.*$^{-2}$, **bar-c.**$^{-2}$, **bell.**$^{-2}$, *calc.*$^{-2}$, *calc-p.*$^{-2}$, *cann-i.*$^{-2}$, **cann-s.**$^{-2}$, **carc.**$^{-2}$, *chlor.*$^{-2}$, *coff.*$^{-2}$, **cupr.**$^{-2}$, *dpt.*$^{-2}$, *fl-ac.*$^{-2}$, **hyos.**$^{-2}$, *kali-br.*$^{-2}$, *lyc.*, **mag-aust.**$^{-2}$, *melat.*$^{-2}$, **merc.**$^{-2}$, **ror.(mmr)**$^{-2}$, *nat-c.*$^{-2}$, *nat-m.*$^{-2}$, *op.*$^{-2}$, **sacc.**$^{-2}$, *sil.*$^{-2}$, *staph.*$^{-2}$, **stram.**$^{-2}$, **tarent.**$^{-2}$, *thuj.*$^{-2}$, **tub.**$^{-2}$, **verat.**$^{-2}$, *zinc.*$^{-2}$

Comment choisir? Pourquoi prescrira-t-on l'un plutôt que l'autre?

Tout comme pour le choix d'une automobile ou d'une destination de voyage, c'est la totalité des informations, c'est-à-dire la totalité des symptômes, qui déterminera le choix de tel ou tel remède.

- Le remède prescrit à un enfant autiste hyperactif, affichant un fort déficit d'attention, particulièrement irritable, associable et fortement constipé, sera différent de celui…

- … d'un enfant autiste, calme, sociable, souffrant cependant de retard du langage et d'une scoliose et de strabisme.

La différence des symptômes explique la différence du choix du remède à prescrire.

Comme deux enfants autistes ne souffrent pas exactement des mêmes symptômes, on comprend mieux pourquoi un homéopathe peut devoir choisir parmi près d'une cinquantaine de remèdes pour soigner l'enfant.

D) L'individualisation de la prescription

On peut s'étonner que, pour chaque problème de santé, pour chaque symptôme, il y ait autant de solutions homéopathiques possibles. Ce qui explique ce phénomène, c'est tout simplement que la prescription doit s'ajuster non pas au problème de santé mais... à la façon dont réagit le patient.

En clair, si on prend l'autisme comme exemple, certains de ces enfants seront particulièrement irritables alors que d'autres pas; certains seront particulièrement agités (hyperactivité) et d'autres pas; certains souffriront d'épisodes de convulsions ou d'importants troubles du sommeil et d'autres pas; certains auront tendance à se frapper, ou à crier, ou à mordre, et d'autres pas ! Etc.

- Pour finir, une consultation fera ressortir un ensemble de symptômes caractéristiques, c'est-à-dire, le mode de réaction propre à chaque patient.

- Ce mode de réaction étant différent pour chaque patient, les symptômes que celui-ci manifestera seront donc également différents...

- Et c'est ce qui explique l'individualisation de traitement homéopathique.

E) Conséquences de la conception énergétique de l'homéopathie ?

L'homéopathie, tout comme notamment l'acupuncture et le Reiki, a une conception énergétique de l'être humain.

S'il fallait illustrer le plus simplement ce que signifie cette façon de concevoir l'être humain, on pourrait dire :

> *Que les dimensions physiques, émotionnelles, mentales et spirituelles sont totalement interreliées et complètement interdépendantes.*

On pourrait également ajouter que, bien au-delà de notre perception du corps physique, chaque être humain existe à l'intérieur d'un champ vibratoire, d'un genre de « bulle d'énergie » dont les fréquences fluctuent en raison de la qualité de la relation que celui-ci entretient avec l'environnement.

Cette relation avec l'environnement (la nature, la température, la qualité des relations avec les autres êtres humains, en fait tout ce que peuvent percevoir les sens et plus encore, ainsi que l'ensemble des informations auxquelles on a accès (consciemment ou inconsciemment), tout cela détermine le niveau de « tension » (stress) ressenti à l'intérieur du corps vibratoire.

Dans la mesure où « tout » est facilement « digéré », dans la mesure où toutes les informations provenant de l'environnement sont aisément « intégrées », alors l'état énergétique qui en résulte répond à ce que l'on qualifie généralement de « bien-être ».

Au contraire, si quelque chose dans l'environnement pose un problème d'intégration (température trop froide, climat de violence, événement suscitant de la peur ou de la colère, etc.), alors une tension (stress) va immédiatement se créer dans le corps vibratoire.

Cette tension se répercutera à la seconde même dans les dimensions (physique, émotionnelle, mentale et spirituelle) du sujet car toutes ces dimensions sont totalement interreliées et interdépendantes.

Cette tension se manifestera par ce qu'on appelle généralement... de la douleur, de la souffrance ou un sentiment de « mal-être » ou de « malaise ».

Cette « tension énergétique et vibratoire » est généralement le résultat d'une certaine difficulté d'adaptation. Cette difficulté se manifeste par ce que l'on appelle des « symptômes » qui, encore une fois, vont se manifester simultanément (mais à une intensité différente) au niveau des quatre dimensions de la personne (dimension physique, émotionnelle, mentale et spirituelle).

Chez un grand nombre d'enfants autistes, le degré d'hypersensibilité générale est très élevé et, conséquemment, le champ vibratoire vibre à de très hautes fréquences.

La capacité de saisir des informations provenant de l'environnement est souvent décuplée si on la compare à celle d'un individu ordinaire, mais semble difficilement « gérée » par le cerveau qui a de la difficulté à bien organiser et digérer toutes ces données.

Dans un tel contexte, on peut imaginer que les capacités d'adaptation à l'environnement soient très sollicitées et qu'un certain nombre des difficultés d'ajustements se manifestent par des symptômes particulièrement intenses, parfois excessifs voire violents.

Quoiqu'il en soit de ces symptômes, par exemple...

- agitation, hyperactivité
- déficit d'attention
- désir de se frapper, de se mordre
- peur de l'obscurité
- obsessions et compulsions
- troubles de l'alimentation
- constipation

- eczéma
- etc.

Le but de l'homéopathe sera de trouver :

1. Qu'est ce qui cause ou a causé tous ces symptômes (qui sont l'expression d'une tension énergétique du champ vibratoire) ?

2. Quels sont les remèdes homéopathiques dont l'expérimentation a démontré qu'ils avaient la capacité d'atténuer ou de faire disparaître les symptômes qui affligent le patient ?

Cette conception énergétique de l'être humain, qui implique que la maladie et les symptômes sont des conséquences d'une tension énergétique, explique pourquoi les remèdes homéopathiques sont si utiles et efficaces dans le traitement de l'autisme.

Car, si l'on assume que ce qu'on appelle « maladie » est en fait l'expression d'un déséquilibre énergétique, d'une tension vibratoire, on comprend mieux en quoi un remède homéopathique - qui est lui-même avant tout une « haute fréquence énergétique » et une puissante vibration (du fait du processus de « dilution/dynamisation ») - peut procéder à un rééquilibrage énergétique.

**L'homéopathie s'adresse à un problème fondamentalement « énergétique »,
avec un remède essentiellement « énergétique ».**

F) Une approche globale : les 4 dimensions !

Cette approche globale de la maladie, c'est-à-dire du dérèglement de l'énergie vitale ou de la faiblesse du système immunitaire, implique les faits suivants :

a) Les dimensions physique, émotionnelle, mentale et spirituelle sont totalement interreliées et complètement interdépendantes.
b) Tout problème affectant l'une de ces dimensions a des répercussions sur les autres.
c) D'un point de vue homéopathique, les systèmes psychiques, neurologiques, endocriniens et immunitaires sont totalement interreliés et complètement interdépendants.
d) Tout problème affectant l'un de ces systèmes a des répercussions sur les autres.
e) Ceci explique pourquoi, la recherche de la totalité des symptômes se concentre toujours sur toutes les dimensions et tous les systèmes.

Un exemple de cette totale interrelation :

Lorsque je me coupe un doigt avec un couteau...

    Physiquement... je souffre ;

    Émotionnellement... je peux ressentir de la frustration (ou de l'anxiété si j'ai l'idée qu'il puisse y avoir contamination);

    Mentalement... l'émergence d'une pensée du type « Pourquoi moi ? Qu'ai-je fait pour mériter ce châtiment ? » ;

    ... et tout cela se passe en même temps !

G) Le concept de terrain

Le concept de « terrain » est essentiel en homéopathie car c'est de son équilibre et de sa vigueur que dépend la santé.

L'objectif de la désintoxication de l'organisme physique, le but de l'élimination des barrages émotionnels et mentaux toxiques, est de restituer au « terrain » sa pleine capacité à protéger le patient.

Lorsqu'on comprend clairement l'importance du concept de « terrain » pour l'homéopathie, on saisit que l'objectif de toutes les interventions n'est pas tant de se concentrer sur l'élimination des symptômes mais... de comprendre comment on peut restaurer l'équilibre et le dynamisme du terrain.

Par exemple, si une habitation est infestée de moisissures et que ses locataires souffrent d'asthme, il y a deux façons de régler le problème.

a)   Prescrire des remèdes antiasthmatiques à chacun des locataires (pendant des années?).
b)   La deuxième solution est de nettoyer la maison et d'éliminer les moisissures.

Lorsqu'on parle de solution qui se concentre sur le terrain, on parle de la solution « b ».

3) Résumé de la dimension énergétique

Pour conclure sur la dimension énergétique de l'être humain, voici, tiré de « Approche de l'univers énergétique de l'homéopathie », le résumé du premier chapitre du livre :

a. Le type de médecine que l'on pratique est lié à la façon dont on conçoit l'être humain.

b. L'homéopathie a une conception énergétique de l'être humain fondée sur l'interrelation des corps physique, émotionnel et mental/spirituel.

c. Ces trois corps baignent dans un champ vibratoire, interface entre l'organisme et l'environnement, dont les principales fonctions sont de nourrir et de défendre l'organisme.

d. Ce champ vibratoire est constitué, en grande partie, de l'ensemble des croyances auxquelles adhère un individu.

e. Du fait des principes de l'électromagnétisme, le champ vibratoire attire à lui certains types d'informations spécifiques qui contribuent à le nourrir et à entretenir son dynamisme. Le champ vibratoire obéit à la loi d'attraction. Le traitement du champ vibratoire par le principe de similitude est une manifestation de cette loi.

f. Par contre, d'autres énergies, non désirées, entrent aussi parfois en interaction avec le champ vibratoire, soit parce que celui-ci est trop faible pour les éloigner soit parce que ces énergies sont trop puissantes pour être repoussées par le champ vibratoire.

g. Ces énergies « perverses » contribuent à créer une tension dans le champ vibratoire, tension qui est le signe du combat que mène le champ vibratoire pour repousser les énergies perverses.

h. La présence de cette tension dans le champ vibratoire est ce qu'on appelle la maladie.

i. Cette tension, bien qu'invisible, se manifeste par des signes et symptômes.

j. Ces symptômes sont des indicateurs de la véritable nature de la tension. Leur élimination brouille non seulement les pistes permettant d'identifier l'exacte nature du « mal » mais contribue à enfoncer la maladie à des niveaux plus profonds et à accroître l'enracinement de la maladie.

k. En toute circonstance et dans la mesure des moyens dont il dispose, la réponse du champ vibratoire est la plus adéquate qui puisse être donnée.

l. Tous les champs vibratoires ont des réactions individualisées face aux interrelations qu'ils entretiennent avec l'environnement. C'est pourquoi le traitement d'un patient doit être individualisé.

Résumé du chapitre : « Principes de base de l'homéopathie »

1) Tout comme l'acupuncture et le Reiki, l'homéopathie est une médecine « Énergétique ».

2) La Loi de similitude est l'un des fondements de l'homéopathie. Cette loi guide la prescription du remède au patient dans la mesure où l'objectif est d'accorder le plus précisément possible les symptômes qu'engendre le remède aux symptômes qui affligent le patient. « Guérir le mal... par le mal! »

3) La fabrication des remèdes consiste essentiellement à diminuer leurs effets toxiques (diluer) tout en accroissant leur puissance énergétique (dynamiser).

4) Le choix du remède approprié à la condition du patient se fait à partir de la totalité des symptômes. Chaque consultation vise à relever un maximum de symptômes significatifs.

5) Pour un même objet de consultation (exemple, « Autisme »), cette totalité des symptômes sera au final différente d'un sujet à l'autre et conduira vers la prescription d'un remède qui sera, également, différent. La totalité des symptômes est l'élément clé de ce qu'on appelle en homéopathie… l'individualisation du traitement.

6) L'homéopathie est fondamentalement une médecine énergétique (vibratoire), dont les remèdes sont également essentiellement de l'énergie.

7) Ces remèdes s'adressent toujours, simultanément, aux dimensions physique, émotionnelle, mental et spirituel de l'être humain, ainsi que, simultanément, aux systèmes psychique, neurologique, endocrinien et immunitaire.

Mercure et autisme :
https://thepulse.one/2021/07/22/study-concludes-mercury-can-now-be-listed-as-a-cause-of-autism/

Aluminium et autisme :
https://thepulse.one/2022/01/14/1-million-people-download-study-showing-heavy-aluminum-deposits-in-autistic-brains/

Aliments et pesticides : https://thepulse.one/2022/04/05/cancer-linked-glyphosate-discovered-in-all-tested-childrens-foods-made-from-oats/

Régime bio et 90 % moins de pesticides :
https://thepulse.one/2022/01/13/organic-diet-significantly-reduces-pesticide-levels-in-children-adults-that-were-once-used-for-warfare/

6. LE DOCTEUR TINUS SMITS ET LA THÉRAPIE CEASE

Introduction

1) Sans doute à cause de la multiplication des cas depuis une trentaine d'années, de plus en plus de thérapeutes qui pratiquent dans le milieu des médecines alternatives se sont intéressés aux cas d'autisme. L'un des homéopathes les plus connus à l'avoir fait se nomme Tinus Smits.

2) Tinus Smits a créé une approche de l'autisme (la méthode CEASE), qui combine différentes thérapies. Ce livre lui doit beaucoup.

1) Présentation de Tinus Smits

Il est impossible d'aborder l'approche homéopathique de l'autisme sans parler d'un des pionniers qui a le mieux traité de ce sujet.

Le docteur Tinus Smits est un homéopathe ayant travaillé sur des centaines de cas d'enfants ayant été diagnostiqués autistes et qui a élaboré une méthode thérapeutique ayant pour but de les soigner. http://www.cease-therapy.com/

La formule « CEASE » se caractérise par une approche globale de l'autisme, dont l'essentiel incline à…

L'utilisation d'un certain nombre de remèdes homéopathiques prescrits selon le principe de la totalité des symptômes (approche classique).

L'utilisation d'isothérapiques prescrits selon le principe des identiques.

Une attention particulière au régime alimentaire, notamment avec l'ajout de vitamines, minéraux et suppléments alimentaires.

Enfin, Tinus Smits soutient l'hypothèse que l'autisme est causé par les facteurs suivants :

- 70 % des cas sont attribuables aux vaccins ;
- 25 % aux médicaments et autres substances toxiques ;
- 5 % à certaines maladies.

L'objectif de ce chapitre est de brièvement résumer la pensée du docteur Smits et d'exposer une synthèse de moyens utilisés pour restituer un maximum de bien-être aux enfants souffrant d'autisme.

Les vaccins ?

Dans un premier temps, l'ensemble des consultations qu'il a fait l'on amené à croire que l'un des facteurs importants dans le développement de l'autisme était l'administration de nombreux vaccins à un âge très précoce.

Pour Tinus Smits, chez les enfants dont le système de désintoxication fonctionne mal et dont l'organisme n'est tout simplement pas assez mature, le grand nombre de vaccins qu'ils reçoivent peut entraîner de graves effets secondaires dont l'autisme, et l'autisme n'est qu'un exemple.

Il soutient également que l'augmentation de l'épilepsie, de l'asthme, de l'eczéma, des troubles du comportement, des troubles du développement et de nombreux autres symptômes est peut-être causé aussi par le même type d'intoxication, soit celle provoquée par les vaccins.

2) Les caractéristiques de l'approche CEASE

L'approche CEASE de l'autisme s'opère en un certain nombre d'étapes et utilise plusieurs types de thérapies.

Au départ, l'accent est mis sur l'élimination ou la désintoxication des facteurs d'intoxication qui, dans l'histoire du jeune patient, ont pu entraîner des réactions négatives.

Dès lors, la méthode CEASE met de l'avant une « désintoxication » générale se faisant étape par étape et qui englobe tous les facteurs présumés qui peuvent avoir eu une incidence sur l'apparition de l'autisme, notamment…

Les vaccins

Les anesthésies

La prise de médicaments pharmaceutiques (antibiotiques, cortisones, etc.)

Une analyse des effets secondaires possibles d'un accouchement difficile et de l'état « énergétique des parents avant la conception » de l'enfant.

Les « causes toxiques » présumées sont éliminées par des substances préparées homéopathiquement, c'est-à-dire diluées et dynamisées.

a) Détox de vaccins : l'isothérapie

Concernant la désintoxication des vaccins, Tinus Smits utilise une méthode qui se nomme « isothérapie ».

L'isothérapie (une forme d'homéopathie utilisant les substances causales elles-mêmes dans une préparation diluée et dynamisée) peut contribuer à « atténuer ou effacer » les empreintes toxiques possiblement générées par les vaccins.

Par exemple, si le comportement de l'enfant semble clairement avoir été modifié à la suite de l'injection du vaccin *ROR* (rougeole – oreillons - rubéole), la désintoxication isothérapique consistera à donner à l'enfant le remède homéopathique dilué et dynamisé *ROR* en diverses dilutions/dynamisations allant de 30 à 10 000.

L'un des facteurs qui semble confirmer la justesse de cette hypothèse que les vaccins soient parfois une cause de l'autisme est que la réaction de l'enfant à la prise des isothérapiques vaccinaux justifiés (*ROR, DTP, Hépatite, Influenza*, etc.) conduit si souvent à des améliorations évidentes de l'état général qu'elles ne semblent laisser planer aucun doute sur l'existence d'un certain lien entre les toxines et le développement de l'autisme.

En clair, en donnant tel ou tel isothérapique vaccinal dans l'intention de désintoxiquer l'organisme de l'enfant, les résultats sont généralement significatifs.

b) Détox des médicaments

Au cours de ses recherches sur la guérison des enfants autistes, le docteur Smits a été étonné de constater que des médicaments sur ordonnance et parfois même des médicaments en vente libre, tout autant que l'exposition à certaines substances chimiques, étrangères au corps humain et fondamentalement toxiques, était souvent un élément qui pouvait entraîner des effets secondaires, notamment l'autisme.

c) Détox de métaux lourds : le support orthomoléculaire

En plus du traitement isopathique, le docteur Smits utilise également la médecine orthomoléculaire pour bien nourrir le cerveau de ces enfants et restaurer le bon fonctionnement intestinal.

Dans de nombreux cas, spécialement chez les enfants autistes, il faut savoir que certains suppléments alimentaires (vitamines, minéraux…) peuvent contribuer à une amélioration de l'état général.

L'introduction des suppléments alimentaires dans l'alimentation de l'enfant doit se faire par étape. On débutera par de petites doses qu'on augmentera de semaine en semaine jusqu'à en arriver à la dose proposée.

L'objectif de cette façon de procéder est de pouvoir observer et identifier comment l'enfant réagit aux suppléments qu'on lui propose tout en facilitant le processus d'adaptation et d'absorption.

Voici quelques-uns des suppléments les plus importants à ajouter à la diète d'un enfant autiste :

- La vitamine C

Rares sont les individus qui ont été honorés à deux reprises d'un prix Nobel. C'est le cas de Linus Pauling qui, en 1954, a reçu le prix Nobel de chimie pour des travaux qui le conduisirent à devenir l'un des fondateurs de la médecine orthomoléculaire, une pratique préconisant l'utilisation de la vitamine C dans le traitement d'un très nombre de maladies, dont le cancer. (Pauling reçu aussi le prix Nobel de la paix en 1962).

Tinus Smits préconise l'emploi d'un certain dosage et de deux types de vitamine C dans le traitement de l'autisme.

Pour éviter toute réaction trop vive d'adaptation à l'ajout de ces doses de vitamine C, il est suggéré de les introduire petit à petit (sur une ou deux semaines).

La règle générale de prise de vitamine C n'est pas supérieure à 1000 mg par année d'âge.

- Le zinc

Donner aussi du zinc supplémentaire :
Jusqu'à 4 ans, donner 10 mg par jour
De 4 à 8 ans, donner 20 mg
Puis 30 mg pour les plus âgés...

- **Les omégas-3**

Tinus Smits écrit : Les acides gras polyinsaturés (acides gras oméga-3 et oméga-6) jouent un rôle crucial dans la formation et le fonctionnement du cerveau.

Ces acides gras polyinsaturés ont presque complètement disparu de notre alimentation moderne. La recherche scientifique de ces dernières années a révélé qu'une carence en acides gras insaturés (HUFA) ou un équilibre perturbé de ces acides gras peuvent jouer un rôle important dans les troubles du comportement, les problèmes d'apprentissage, la dyslexie et les troubles du spectre autistique.

Ces acides gras (oméga-3 et oméga-6) se retrouvent dans le poisson, l'huile de lin, certaines noix et, dans une moindre mesure, les légumes-feuilles. Ils sont essentiels au développement normal du cerveau ainsi qu'à notre santé mentale et émotionnelle.

- **La chlorelle**

La chlorelle est une microalgue, un type de spiruline, dont la valeur nutritive (protéine, vitamines et minéraux, acides aminés, fibres, chlorophylle…) en fait un apport nutritionnel exceptionnel.

Concernant les troubles intestinaux, notamment la constipation :

Smits écrit : « Environ 85 % des enfants autistes souffrent de troubles intestinaux et d'assimilation. »

La plupart des autistes éprouvent des problèmes digestifs liés à une croissance fongique excessive comme la candidose, les allergies alimentaires et les hypersensibilités.

De nombreux enfants autistes sont allergiques au gluten et à la caséine (plus de 85 %). Ces enzymes ont également besoin de zinc.

Par conséquent, une carence en métallothionéine entraînera une carence de l'enzyme qui décompose la caséine et le gluten. Cela conduit à son tour à une allergie à la caséine et au gluten.

Un intestin qui fuit signifie simplement une fonction défaillante de la métallothionéine qui fait que le mercure, le plomb et d'autres toxines se retrouvent dans la veine porte.

d) Détox de l'état énergétique des parents

Pour le docteur Smits, le cerveau des jeunes enfants est si vulnérable aux effets des médicaments et des vaccins qu'il peut même être affecté par les médicaments que la mère a consommé pendant la grossesse.

Même la maladie, les médicaments et la vaccination dans le champ énergétique du père et de la mère avant la grossesse peuvent être transmis à l'enfant par transfert énergétique. Le livre « *L'autisme, au-delà du désespoir* » (Autism, Beyond Despair) présente plusieurs exemples de ce phénomène.

e) Prescription du « Similimum » homéopathique

Hormis la désintoxication par le biais de l'isothérapie et la nécessité de nourrir le cerveau des enfants par le biais de certains suppléments alimentaires, la méthode CEASE préconise la prescription de remèdes homéopathiques correspondant le mieux à la totalité des symptômes qui affligent l'enfant.

Par exemple, si un enfant souffre de…

- sérieux retards de langage
- d'hyperactivité
- phobie de l'obscurité
- troubles obsessionnels
- scoliose
- troubles de la coordination

… le travail de l'homéopathe sera d'identifier lequel, parmi les centaines de remèdes les plus connus, correspond le mieux à ces six symptômes.

En homéopathie, on donne un nom à ce remède qui « épouse » la totalité des symptômes physiques, émotionnels et mentaux du patient : « le Similimum ».

D'un point de vue homéopathique, le « Similimum », est le remède dont la fréquence vibratoire est similaire à la fréquence vibratoire pathologique du patient.

Résumé du chapitre : « Le docteur Smits et la thérapie CEASE »

1) Pour le docteur Tinus Smits, l'autisme est principalement engendré par des facteurs environnementaux, notamment des substances toxiques qui perturbent l'équilibre général de l'enfant.

2) L'essentiel de la thérapie CEASE mise sur pieds par le docteur Smits consiste en un traitement caractérisé par les éléments suivants :

   a) Désintoxiquer l'enfant par l'emploi de l'isothérapie, c'est-à-dire prescrire le remède homéopathique similaire à la substance qui a intoxiqué le patient et entraîné les effets secondaires importants.

   b) Utiliser la médecine orthomoléculaire pour soutenir le processus de désintoxication et parallèlement nourrir le cerveau de l'enfant.

   c) Enfin, prescrire le (ou les) remède(s) homéopathique(s) qui correspond(ent) à la totalité des symptômes. En homéopathie classique, ce remède porte le nom de « Similimum ».

http://www.cease-therapy.com/

7) QUE PEUVENT FAIRE LES PARENTS

EUX-MÊMES POUR AIDER LES ENFANTS

Introduction

1) Les parents doivent comprendre que leur capacité à bien contrôler le régime alimentaire des enfants est un facteur très important de l'amélioration de leur état de santé.

2) Les parents doivent aussi comprendre que leurs tensions psychiques se répercutent sur les enfants et qu'à l'opposé, leur « bien-être » contribuera à l''apaisement des stress que vivent les enfants.

L'implication des parents dans le processus entrepris par le thérapeute est importante dans la mesure où elle permet…

   a) d'accroître le niveau d'améliorations significatives

   b) … et de conduire à des résultats positifs qui se produiront beaucoup plus rapidement.

Le chapitre sur le docteur Tinus Smits et la méthode CEASE présente l'essentiel de ce que les parents peuvent faire par eux-mêmes pour supporter et compléter le travail du thérapeute.

Essentiellement, le travail des parents porte sur deux éléments.

1) La transformation du régime alimentaire

Les parents ont un rôle majeur à jouer dans la transformation du régime alimentaire de l'enfant. Cela peut commencer à se faire en suivant l'essentiel des recommandations suivantes, soit :

- suivre un régime composé d'aliments « vivants » et bio
- éviter les aliments industriels, chimiques, artificiels
- éviter (ou évaluer) certains types d'aliments, notamment les sucreries, les produits laitiers (vache), le gluten, etc.
- ajouter à ce régime des suppléments alimentaires, notamment de la vitamine C, du zinc, des omégas, de la spiruline, etc.

- amener l'enfant à bien s'hydrater, c'est-à-dire à boire suffisamment d'eau pendant la journée

Bien sûr, à ces recommandations s'ajoutent des éléments tels que :

- réduire le nombre d'heures passées sur les écrans de téléphones (les ondes !)
- faire au maximum bouger l'enfant (activités physiques)

Pour mettre en place ces recommandations, je conseille de se donner un certain temps (quelques semaines).

Il ne s'agit pas simplement d'enlever ou de priver l'enfant de tel ou tel aliment ou de telle ou telle habitude.

- La réussite de cette transformation réside dans la capacité, tout doucement, d'introduire des éléments nouveaux qui vont remplacer, compenser et savoir satisfaire l'enfant.

Exemple : remplacer les produits laitiers !

Prenons l'exemple du remplacement des produits laitiers (vache) que j'ai demandé à des dizaines de patients de mettre en place depuis que je pratique l'homéopathie (presque 40 ans).

Dans un premier temps, pourquoi et comment les remplacer ?

a) Parce que dans plus de 90 % des cas, assez rapidement, on verra des changements chez l'enfant. Moins d'eczéma, moins de gastrites, de ballonnements, de constipation ou de diarrhées, moins d'irritabilité ? (Tant de symptômes sont liés aux allergies ou intolérance aux produits laitiers.)

b) Plusieurs types de lait remplacent facilement les produits de la vache.

c) Généralement, le « test » s'étend sur une période de 14 jours. C'est-à-dire que, pendant 14 jours, l'enfant ne doit prendre aucun produit laitier de vache. Dans la plupart des cas, les parents sont capables de constater une amélioration de la santé de l'enfant. Sinon? Il faut réintégrer abondamment les produits laitiers le 15ᵉ jours... et observer si des symptômes apparaissent.

Ce type de protocole peut bien sûr être fait avec chacun des aliments (gluten, sucre et autres) dont on sait ou soupçonne qu'ils soient nuisibles pour l'enfant.

Les bénéfices possibles de la modification du régime

a) L'intérêt de ces protocoles de 14 jours, c'est qu'en général et assez rapidement, on constate une amélioration significative du mieux-être de l'enfant et que ce type d'encouragement soutient la décision prise.

b) À long terme, l'implication des parents notamment dans la modification du régime alimentaire de l'enfant peut aisément améliorer de 25 % (parfois plus) les résultats que produira le traitement homéopathique de désintoxication des vaccins et de prescription des remèdes « Similimum ».

2) L'importance du « bien-être » émotionnel des parents.

Prendre soin, au quotidien, d'un enfant autiste, souffrant d'anxiété, de sérieux problème de communication, d'agitation et de comportements obsessifs... représente souvent un défi extraordinairement exigeant.

Un grand nombre de parents en viendront, petit à petit, à souffrir de stress, de dépression, d'un profond sentiment d'impuissance mêlé souvent à une inquiétude tenace quant à l'avenir de l'enfant.

« Que se passera-t-il lorsque l'enfant deviendra adulte ? Qui en prendra soin ? ... » Voilà des questions que j'ai souvent entendues.

Comme la plupart des enfants autistes sont hypersensibles, on peut présumer que les tensions psychiques des parents et leur stress soient tout au moins en partie absorbés par les enfants. Ces tensions exacerbent celles de l'enfant et constituent un environnement dans lequel celui-ci aura de la difficulté à trouver quiétude et détente.

> ***La santé psychique des parents et leur équilibre émotionnel sont des facteurs essentiels de l'amélioration du bien-être des enfants autistes.***

C'est pourquoi je suggère que les parents fortement affectés par des tensions émotionnelles choisissent également de se soumettre à un suivi thérapeutique.

Au regard de l'homéopathie, deux options s'offrent aux parents :

1) Les remèdes homéopathiques classiques
2) Les Fleurs de Bach (une forme d'homéopathie particulière)

Voici une courte liste des principaux remèdes homéopathiques et de certaines caractéristiques que j'ai le plus souvent prescrits aux parents qui étaient sérieusement affectés par des tensions psychiques importantes.

Notez que la présentation suivante ne donne que quelques-uns des symptômes les plus importants de chacun des remèdes. Mais certains parents se reconnaîtront dans l'un ou l'autre de ces remèdes et pourront être encouragés à consulter un thérapeute qui maîtrise bien la prescription homéopathique.

IGNATIA

Pourquoi *Ignatia* peut-il être prescrit à la mère d'un d'enfant autiste ?

Plusieurs symptômes d'*Ignatia* semblent conduire vers une crise de nerfs. L'hypersensibilité (avoir les nerfs à vif), les pleurs faciles, l'irritabilité et l'impatience incontrôlée.

Ce sont des déceptions ou des chagrins vivement ressentis qui vont générer des symptômes émotionnels souvent très intenses.

Tout cela se somatise et conduit à des maux de tête, des problèmes digestifs, de l'insomnie.

- Pleure facilement mais désire être seule;
- Fait facilement des crises de colère si elle est contrariée;
- Querelleuse;
- Manifestations hystériques;
- Caractère sentimental;
- Tendance à soupirer;
- État dépressif qui peut s'effacer lorsqu'une activité arrive à la distraire;
- Forte sensibilité physique à la douleur;
- Sensation de serrement la gorge, de spasme (raideur) du cou;
- Boule au niveau du plexus solaire.

Essence du remède *Ignatia* d'après l'homéopathe Sankaran

- La situation d'*Ignatia* est celle d'une femme qui est dépendante de personnes qui attendent qu'elle soit une femme idéale. Elle va recevoir leur soutien et leurs soins non pas en le demandant directement (comme *Pulsatilla*) mais silencieusement et en se sacrifiant.
- Elle a investi tout son univers émotionnel sur une seule personne. Elle est très sensible au comportement de cet individu. La moindre rudesse ou contrariété l'affectera donc profondément.

- Elle tente de ne faire de mal à personne. Elle inhibe ses propres émotions. Elle souffre en silence. Elle est sympathique, affectueuse, pleine de considération pour les autres. Mais elle cache ses chagrins... ou en fait une démonstration hystérique.

Essence du remède *Ignatia* d'après l'homéopathe Grandgeorge

- La vallée des larmes! C'est, par exemple, à l'occasion d'un deuil, d'un accident, du stress lié à une séparation, une épreuve, un examen. Quelque part, on s'est senti abandonné et mal aimé.

- Certaines expériences peuvent être difficiles à avaler, c'est-à-dire qu'elles restent en travers de la gorge, comme une boule bloquant la respiration.

- On aurait dû pleurer toutes les larmes de son corps... mais l'éducation, les convenances, un ensemble de choses nous a retenu et cela nous coince quelque part.

Essence du remède *Ignatia* d'après l'homéopathe Vithoulkas

- Dotées d'une extrême sensibilité, ce sont en général des femmes cultivées, raffinées, ayant reçu le plus souvent une éducation artistique ... il peut suffire d'une vexation dans leur travail et c'est l'effondrement. À partir du moment où elles s'effondrent, ce sont les spasmes, la crise d'hystérie, elles sont incapables de parler, incapables de penser.

- L'hypersensibilité sera le point de départ de tous les troubles. La personne se referme, cesse de parler, et, après un certain temps, risque de s'effondrer, perdant tout contrôle et d'exploser en ayant de véritables manifestations hystériques.

- Sans traitement, l'introversion va aller en s'accentuant; difficultés de concentration, indécision. On trouve également, à ce stade, la peur de la folie et l'anxiété au sujet de sa propre santé.

Essence du remède *Ignatia* d'après l'homéopathe Murphy

- Idéaliste, aimant l'ordre, sensible, romantique, aimant argumenter, désirant contrôler, hystérique, c'est un remède de chagrin.

- Les rêves et les espoirs d'*Ignatia* deviennent de plus en plus gros. C'est comme un ballon qui se gonfle : « Mon fils va devenir avocat ! », « Nous allons nous marier ! »… et la déception sera à la mesure de ces illusions si elles ne se réalisent pas.

- Si l'on considère *Natrum Mur.* et *Ignatia*, il faut se souvenir que *Natrum Mur.* est plus dépressif, *Ignatia* plus frustré. L'une de ses frustrations peut provenir d'une recherche du partenaire « parfait »; *Ignatia* est idéaliste.

NATRUM MUR.
Pourquoi *Natrum Mur.* peut-il être prescrit aux parents d'un d'enfant autiste ?

Natrum mur est un remède de grands chagrins et de déceptions qui se sont, avec le temps, enracinés dans l'organisme. Malgré cela, le patient a de la difficulté à pleurer... de la difficulté à même aborder, avec d'autres, le sujet de sa souffrance.

- Anxieux, hypocondriaque
- Irritable
- Parfois inconsolable
- Introspection, ne peut s'empêcher de ressasser des évènements désagréables du passé.
- Beaucoup de remords
- Hypersensible à l'opinion des autres mais aussi à leurs souffrances
- Dépression et désir de solitude. Se sent parfois mal lorsqu'il y a présence de d'autres personnes
- Généralement, fort désir d'aliments farineux et salés.
- Crise d'hypoglycémie (accentué vers 10 h du matin)

Essence du remède *Natrum mur* d'après l'homéopathe Sankaran

- Le sentiment principal, chez ce remède, est celui d'être délaissé, trahi ou déçu par la personne en qui il a le plus confiance ou par la personne qu'il aime. La relation qu'il recherche en est une d'amitié, de romance, une relation « un à un ».
- Il sentira que sa confiance a été trahie. Il a peur d'être blessé émotionnellement et c'est pourquoi il se montre réservé et inapprochable. En même temps, il souffre d'une grande insécurité et d'une crainte d'être seul.

- Chez plusieurs de ces patients, j'ai trouvé une histoire de querelle entre les parents. Il existe presque toujours une histoire d'amour déçu chez les sujets *Natrum Muriaticum*. Un grand chagrin, par exemple, après le décès d'un être cher.

Essence du remède *Natrum mur* d'après l'homéopathe Grandgeorge

- Le père. Les enfants *Natrum Muriaticum* ont un problème avec le père; soit trop présent, qu'il ait été à l'origine d'une relation fusionnelle père-enfant, soit au contraire qu'il ait été physiquement ou moralement absent.
- *Natrum Muriaticum* se mure en lui-même, dans une superbe réserve. Il parle tard et peu, ne raconte rien de ce qui se passe dans sa vie (à l'école par exemple).
- C'est un remède de jalousie entre enfants (*Arsenicum, Nux Vomica, Sepia*).

Essence du remède *Natrum mur* d'après l'homéopathe Vithoulkas

- La caractéristique sous-jacente à toute la pathologie de *Natrum Muriaticum* est l'introversion, née de la grande vulnérabilité du sujet aux chocs émotionnels.
- Il s'introvertit afin de se mettre émotionnellement à l'abri, préférant la lecture (en général des histoires romantiques ou des sujets traitant des relations humaines), la musique, la rêverie.
- La souffrance morale pour lui-même ou pour les autres est un point essentiel. Comme toute humiliation personnelle est vécue comme la « fin du monde », il est incapable d'infliger sciemment de la peine à autrui.

Essence du remède *Natrum mur* d'après l'homéopathe Murphy :

- La grande pathologie de *Natrum Muriaticum* est l'incapacité à donner ou à recevoir l'Amour. Le sujet est sensible. Il construit un mur pour se protéger car il a peur d'être blessé. Il se sent facilement coupable et il a de la difficulté à exprimer ses émotions.

- Romantique, sentimental, introverti, intellectuel et rationalisant ses émotions, le sujet est souvent un travailleur « maladif ». Il a la crainte d'être ridiculisé, humilié.

- Stoïque, introverti, n'ayant souvent pas pleuré depuis très longtemps, c'est quelqu'un qui, malgré les barricades qu'il érige autour de lui, souffrira d'être rejeté, de ne pas être aimé et qui en fera une dépression.

SEPIA

Pourquoi *Sepia* peut-il être prescrit à la maman d'un d'enfant autiste?

Sepia est surtout un remède pour les femmes tristes, dont les passions semblent s'être éteintes. Il existe un sentiment d'avoir dû renoncer à certains désirs importants (celui de se « réaliser ») par obligation de prendre soin de la famille. Généralement, de nombreux problèmes gynécologiques accompagnent la dépression mentale.

- Irritabilité
- Tendance à vouloir demeurer seule (ce qui est souvent un signe majeur de la dépression)
- Sensibilité à la contradiction
- Beaucoup d'indifférence pour un peu tout (apathie)
- Se sent mieux lorsqu'elle est active (notamment par l'exercice physique)
- Sentiment d'avoir trop de responsabilités
- Sentiment de vide intérieur
- De nombreux problèmes menstruels (douleurs, écoulements, durée du cycle, syndrome prémenstruel)

Essence du remède *Sepia* d'après l'homéopathe Sankaran

- Être obligée d'entreprendre des tâches qu'elle ne veut pas accomplir (historique de domination). Il y a également un sentiment de dépendance chez *Sepia*. Elle ressent que son corps n'est plus attrayant. Pour être acceptée, elle fait ce que l'autre désire et non ce qu'elle désire.
- Elle poursuit sa carrière tout en tentant de garder son époux et ses enfants heureux. Elle s'épuise. Cette situation conduit lentement

vers le désespoir, la tristesse et l'indifférence qu'elle tente de compenser en se tenant occupée.

- *Sepia* est proche de *Natrum mur*. Tous deux ont le thème de l'amour déçu et du corps peu attrayant. Mais chez *Natrum mur*, le problème est entièrement lié aux relations (les construire et les perdre) alors que chez *Sepia*, la réflexion vise autant les relations que les occupations.

Essence du remède *Sepia* d'après l'homéopathe Grandgeorge

- "On ne peut être plus femme". Le sujet *Sepia* typique arrive au cabinet visiblement excédé par le comportement agité de ses nombreux enfants. Le visage est marqué par des taches jaunes « hépatiques » datant de la grossesse.

- *Sepia*, c'est Cendrillon qui entretient parfaitement la maison et se dévoue pour les autres, rêvant secrètement « qu'un jour, son prince viendra ». En réalité, le prince est inconsciemment le père, qui a une très grande importance pour elle. Le mari sera souvent vu comme décevant et parfois, il sera rejeté.

- *Sepia* accumule tout le noir des choses en elle pour s'y cacher. Son tempérament s'en ressent et vire vite à la dépression. L'exercice physique l'améliore, lui permettant de faire circuler le sang du petit bassin et de désengorger le système veineux hépatique.

Essence du remède *Sepia* d'après l'homéopathe Vithoulkas

- Stase aux niveaux physique, émotionnel et mental, c'est-à-dire une absence de mouvement. Au niveau émotionnel, cette stase se manifestera par un silence des émotions ou l'absence de ressenti. Les événements ne suscitent ni joie, ni émotions.

- Elle connaît le point faible de tous ceux qui l'entourent. État d'esprit comparable à celui de certaines personnes ayant une recherche spirituelle; le détachement intérieur est si profond qu'il s'impose comme une force.

- Au plus profond d'elle-même, elle n'est plus qu'indifférence absolue. Cela l'effraie et cause ses « pleurs sans raison ». Elle éprouve le sentiment que rien ne peut la guérir; elle a peur d'être morte à l'intérieur.

Essence du remède *Sepia* d'après l'homéopathe Murphy

- Les traitements hormonaux (pilule contraceptive, ménopause) créent une très bonne image de *Sepia*. Elle se sent vide, sans émotions. Irritable, colérique, critiquant tout le monde, elle a peu d'énergie, est hypoglycémique et a des maux de tête.
- La grossesse est souvent difficile. C'est le premier remède des nausées matinales. Elle est déprimée, dégoûtée. Fatiguée, elle sera sujette aux varices, aux hémorroïdes, aux problèmes de vessie. L'intérêt pour la sexualité disparaît, elle ne veut plus être touchée.
- Parmi les principales étiologies du remède, on retrouve la naissance d'un enfant; l'hystérectomie; l'usage de la pilule contraceptive ou de l'hormonothérapie de la ménopause; un avortement; l'ablation d'un ovaire.

CARCINOSINUM

Pourquoi *Carcinosinum* peut-il être prescrit aux parents d'un d'enfant autiste ?

L'essence du remède est un type de désespoir. La situation semble sans issue... mais il faut continuer à lutter.

Parmi les principaux symptômes qu'on pourrait retrouver chez les parents :

- Anxiété d'anticipation
- Être rongé quotidiennement par le chagrin qu'on ne partage pas
- Se réfugier dans le travail ou l'hyperactivité
- Ressentir vivement un sentiment d'injustice
- Être sujet à des attaques de panique
- Être sous l'emprise de remords
- Fixation d'esprit (ne penser qu'à une seule chose)
- Sentir que l'on a de trop grandes responsabilités
- Se sentir submergé
- Souffrir de fatigue chronique
- Être l'objet d'immunodéficience

Essence du remède *Carcinosinum* d'après l'homéopathe Sankaran

- Le sentiment principal de *Carcinosinum* est que sa survie dépend de l'accomplissement de tâches qu'il se sent incapable d'accomplir ou de réaliser. Il ressent la nécessité d'être quelque chose qui lui apparaît au-delà de sa capacité. L'individu consent des efforts extrêmes dans l'espoir d'en arriver au succès parce que, pour lui, un échec implique la mort ou la destruction.
- Souvent, on trouve des sujets ayant eu beaucoup de responsabilités en jeune âge (soit que les parents aient mis trop d'espoir ou de pression sur eux, soit que la discipline ait été trop contraignante).

- Le besoin de perfection rend les sujets *Carcinosinum* sensibles aux réprimandes. Ils sont souvent perfectionnistes dans toutes les sphères d'activité de leur vie.

Essence du remède *Carcinosinum* d'après l'homéopathe Grandgeorge

- Incarcéré à l'intérieur de lui-même, *Carcinosinum* est le remède du sentiment que « quelque chose » doit demeurer secret ou ne peut tout simplement pas être dit.

- Il existe donc un important problème de communication jusqu'à ce que, grâce à ce remède, les sujets s'aperçoivent qu'on peut dire les choses …

- Incarcérés en eux-mêmes, ces patients retournent l'agressivité contre eux et souffrent d'allergies, d'insomnie, et, à terme, d'un cancer.

Essence du remède *Carcinosinum* d'après l'homéopathe Murphy

- L'un des plus importants symptômes de *Carcinosinum* est le désir de voyager (de fuir ?), aussi important que chez *Tuberculinum, Sulfur* et *Calcarea Phos*. Des peurs aussi : peur de l'inconnu, peur de la mort, peur du noir avec parfois des cauchemars sont des signes du remède.

- Une confirmation très forte du remède est le côté très sympathique des patients. Ils pourront être des patients qui ont longtemps pris soin des autres, qui ont du chagrin, souffrent d'insomnie et qui, un jour, développent un cancer.

- Parmi les étiologies du cancer, il faut compter les gonorrhées et leur suppression, les thérapies hormonales, la vaccination, la prise d'antibiotiques et tout ce qui contribue à affaiblir le système immunitaire.

LYCOPODIUM

Pourquoi *Lycopodium* peut-il être prescrit aux parents d'un d'enfant autiste ?

On prescrit *Lycopodium* plus souvent aux hommes qu'aux femmes. La préoccupation majeure de *Lycopodium* est de sentir qu'il a le contrôle... sur son entourage, sur son travail, sur les expériences de vie qui sont à venir (ce qui l'incline à renouveler les expériences connues et à fuir ce qui est nouveau).

Il a besoin de se montrer à la hauteur... ce qui le stresse beaucoup. A aussi un fort manque de confiance en soi... qu'il fait tout pour cacher.

Il se sent bien s'il a l'impression de pouvoir contrôler. Sinon, c'est le stress et l'insécurité qui se manifestent facilement par de l'irritabilité et de la colère.

- Nervosité, surtout dans des situations d'anticipation
- Colère intérieure qu'il a souvent de la difficulté à exprimer
- S'il exprime enfin sa colère, il est souvent grossier
- Tolère mal d'être contredit (veut avoir raison)
- Souffre souvent de dyslexie
- Sentiment d'impuissance
- Faiblesse de la mémoire, surtout pour les noms propres
- Fatigue le matin... fatigue en fin d'après-midi, fatigue après les repas!
- Impuissance sexuelle

Essence du remède *Lycopodium* d'après l'homéopathe Murphy

- Ça peut être un enfant timide, sensible, qui se sent rabaissé par un parent dominateur ou un membre de la famille. Le doute s'insinue alors dans sa tête. Il se demande s'il est correct, s'il fait bien.
- Il est important de bien réussir en classe pour justement prouver qu'il peut faire bien. Pourtant, s'il doit passer un examen, il aura

de gros doutes et un grand manque de confiance dans sa capacité de réussir.
- Il anticipe beaucoup et il se prépare pour éviter que les choses se passent mal. Généralement, les sujets *Lycopodium* arrivent, par leur intelligence, à compenser une partie de leur manque de confiance en eux.

Essence du remède *Lycopodium* d'après l'homéopathe Coulter
- Il a une tournure d'esprit profondément et fortement conservatrice. Sauver la face est toujours au premier plan de ses soucis. Une caractéristique dominante est la tendance de *Lycopodium* à protéger les étrangers plutôt que les siens.
- Résistant et robuste, il renaît comme un phénix de ses cendres et se lance dans autre chose. Des expériences et des événements qui en terrasseraient d'autres ne le terrassent pas lui. Cette aptitude à survivre là où d'autres n'y arrivent pas s'observe chez des patients qui ont eu une enfance traumatisante, comme le fait d'être orphelin, d'avoir des parents alcooliques ou hostiles, d'avoir été victime de divorces douloureux ou d'avoir vécu la guerre.
- *Lycopodium* a besoin de se sentir détaché (non disponible) quasi en permanence et presque à tout prix. Il émet un signal subconscient « Pas trop près, s'il vous plaît, pas trop d'exigences émotionnelles. Je vous aime bien, mais gardez vos distances ». Il ne permet pas qu'on pénètre le cœur de ses réserves et reste donc, en fin de compte, inaccessible.

Quant aux Fleurs de Bach...

Les Fleurs de Bach ne sont pas des médicaments proprement dit. Ce sont des élixirs de fleurs qui aident à gérer les émotions et par ce fait, restaurer les forces de l'organisme pour se rétablir. Autrement dit, elles ne vont pas avoir un effet direct sur la maladie, mais elles peuvent apporter un apaisement, redonner de l'énergie et aider à se reconnecter mieux avec l'environnement. C'est une grande aide pour sortir d'une situation douloureuse et emprisonnant.

Un des avantages de la florithérapie est le fait qu'elle permet l'automédication sans le moindre danger. Les élixirs n'ont aucun effet secondaire et peuvent être utilisés avec toutes les autres thérapies sans les perturber. Le seul danger si on ne choisit pas la bonne fleur, c'est l'absence du résultat.

Voici certaines fleurs qui seront particulièrement précieuses pour les parents d'un enfant autiste.

RESCUE REMEDY

C'est le remède d'urgence qui est incontournable pour la pharmacie familiale. La liste des situations qui peuvent être traitées avec *Rescue Remedy* est très longue : accidents, discussions violentes, mauvaises nouvelles, confusion, agitation, visite chez le médecin, examen, crise de nerfs et toute autre situation qui évoque la peur ou l'anxiété…

Cette formule comprend 5 fleurs et chacune joue son rôle :

- **Impatiens** agît sur le stress, l'accélération et l'anxiété. Également, cette fleur diminue la douleur et l'inflammation.
- **Rock Rose** aide à surmonter la panique et à contrer la paralysie brusque.
- **Cherry Plum** permet de ne pas perdre le contrôle et de ne pas avoir peur de le perdre.
- **Star of Bethleem** répare les traumatismes physiques et psychiques.
- **Clematis** reconnecte avec l'environnement. Cette fleur est très utile en cas d'un étourdissement ou d'un évanouissement. Elle apporte de l'énergie réparatrice.

Rescue Remedy est une bonne solution de premier aide lors des chocs émotionnels ou physiques. Cependant, cette formule standard ne prend pas en compte la personnalité de l'utilisateur et n'est pas suffisante pour un traitement de fond. Pour avoir les effets plus profonds, il faudrait personnaliser le mélange avec les fleurs qui vous correspondent.

WALNUT

Description de Dr Bach

Pour ceux qui ont des idéaux et ambitions bien définis dans la vie et les réalisent, mais qui en de rares occasions sont tentés de se laisser détourner de leurs propres idées, de leurs buts et de leur travail par l'enthousiasme, les convictions ou les fortes opinions d'autrui. Le remède donne constance et protection contre les influences extérieures.

Mots-clés : Protection contre les influences externes, changement, adaptation difficile aux nouveautés, déménagement, coupure.

Walnut est la fleur de la transition, qui permet de s'adapter en douceur aux nouveautés. Elle peut devenir une aide précieuse pour le changement du régime alimentaire ou lors l'instauration de la nouvelle routine. Elle est aussi indispensable pour les personnes hypersensibles. Elle aide à se former « une écorce » et devenir moins sensible aux facteurs externes comme les sons forts ou bien l'énergie des gens qui nous entourent.

OLIVE

Description de Dr Bach

Ceux qui ont beaucoup souffert mentalement ou physiquement et sont si épuisés et las qu'ils ont le sentiment de ne plus avoir la force de faire un quelconque effort. La vie quotidienne pour eux est dure, sans plaisir.

Mots-clés : Épuisement physique et mental après des efforts physiques et mentaux ou comme conséquence de la souffrance physique ou émotionnelle.

Olive aide à retrouver l'énergie quand on se sent épuisé. Cette fleur est incontournable si vous vous sentez au bout du rouleau.

PINE

Description de Dr Bach

Pour ceux qui se culpabilisent eux-mêmes. Même s'ils ont réussi, ils pensent qu'ils auraient pu mieux faire et ne sont jamais satisfaits de leurs efforts et leurs résultats. Ce sont de grands travailleurs qui souffrent beaucoup des erreurs; si elles ont été faites par un autre, ils s'en attribueront la responsabilité.

Mots-clés : Sentiment de la culpabilité, remords, anxiété, auto-agressions, découragement.

Les maladies dont les causes ne sont pas très claires provoquent souvent un profond sens de culpabilité chez la personne malade ou ses proches. Cet état émotionnel brûle énormément d'énergie, épuise et peut devenir une des causes des maladies auto-immunes. Pine aide à se pardonner et à arrêter de se punir.

RED CHESTNUT

Description de Dr Bach

Pour ceux qui trouve difficile de ne pas s'inquiéter pour les autres. Souvent, ils ne se font plus de soucis pour eux-mêmes, mais ils peuvent souffrir beaucoup pour ceux qu'ils aiment, s'attendant fréquemment à ce que quelque malheur leur arrive.

Mots-clés : Peur, anxiété ou inquiétude démesurée pour le bien-être des autres.

Red Chestnut permet d'atténuer les soucis qu'on se fait pour les autres. Dr Bach précise dans ces écrits que cette fleur devrait être prise par la personne qui éprouve les soucis mais aussi par l'objet de ces soucis, car les émotions du sujet provoquent de la souffrance physique de l'objet.

ELM

Description de Dr Bach

Ceux qui font du bon travail, qui suivent leur vocation dans la vie et espèrent faire quelque chose d'important, ceci souvent pour le bien de l'humanité. Par moment, ils peuvent connaître des périodes de dépression, quand ils sentent que la tâche qu'ils ont entreprise est trop difficile et hors du pouvoir d'un être humain.

Mots-clés : Excès de responsabilité, exigence sévère envers soi-même, difficulté à déléguer, perfectionnisme, répression émotionnelle, débordement, stress.

Les témoignages des parents révèlent souvent l'épuisement, le sentiment de débordement par les tâches à accomplir. Chaque spécialiste qu'ils rencontrent avec les enfants propose des choses à faire : des changements qui exigent de l'implication, des exercices, des activités. Il y a aussi le travail, les autres membres de la famille, les amis … Elm aide à lâcher prise au bon moment et de ne pas craquer sous le poids de toutes ces responsabilités.

WHITE CHESTNUT

Description de Dr Bach

Pour ceux qui ne peuvent empêcher d'entrer dans leur esprit des pensées, idées et arguments qu'ils ne désirent pas. Ceci arrive généralement quand l'intérêt du moment n'est pas assez fort pour emplir leur esprit. Des pensées qui causent du souci et qui restent, ou qui, si elles disparaissent un moment, reviendront. Elles semblent tourner en rond et provoque une torture mentale. La présence de ces pensées déplaisantes chasse la paix et empêche de penser seulement au travail ou au plaisir de la journée.

Mots clés : Pensées persistantes, non désirées, Inquiétude, cercle vicieux, anxiété, répétition accélérée, dialogue interne, insomnie.

White Chestnut calme le mental quand il est occupé par des questions ou des pensées obsessionnelles, qui provoque de l'anxiété. Cette fleur aide à améliorer la concentration et le sommeil qui sont difficiles à cause des monologues internes constants.

SWEET CHESTNUT

Description de Dr Bach

Pour ces moments que certaines personnes vivent ou l'angoisse est si grande qu'elle semble insupportable. Quand l'esprit ou le corps se sent comme s'il était arrivé à l'extrême limite de son endurance et qu'il doit maintenant se rendre. Quand il semble ne rien rester d'autre à envisager que la destruction et l'anéantissement.

Mots-clés : Angoisse existentielle, désintégration, angoisse extrême, désespoir, résilience.

Sweet Chestnut est la fleur de délivrance, elle assure le soutien pour passer à travers les ténèbres vers la lumière. Si vous vous sentez comme dans un abîme et qu'il n'y a plus pour vous ni hier ni demain, seulement le présent sans aucun espoir, cette fleur va vous donner des forces à faire un bond pour vous élever transformé-ée de cette situation douloureuse.

CHERRY PLUM

Description de Dr Bach

Peur d'avoir l'esprit trop tendu, de perdre la raison, de faire des choses épouvantables et redoutées, que l'on ne souhaite pas et dont on sait qu'elles sont mauvaises, mais on a malgré tout l'idée et l'impulsion de les faire.

Mots-Clés : Peur de perdre le contrôle, peur de devenir fou, désespoir, perte de la maitrise de soi, tension, angoisse.

Cherry Plum favorise la détente intérieure, aide à ne pas avoir peur de perdre le contrôle et à garder son sang-froid en toutes situations.

GORSE

Description de Dr Bach

Une perte d'espoir très profonde, ils ont abandonné la croyance que quelque chose puisse être fait pour eux. Se laissant convaincre ou pour faire plaisir aux autres, ils essayeront peut-être différents traitements, mais en continuant à assurer à leur entourage qu'il y a si peu d'espoir de soulagement.

Mots-clés : Désespoir, abandon, renoncement.

Gorse est un remède d'espoir, c'est une fleur importante pour les maladies chroniques et les thérapies de longue durée. Elle aide à continuer quand nous sommes prêts à jeter l'éponge et quand nous ne croyons plus qu'il y ait une thérapie qui puisse être efficace.

Nous avons présenté quelques fleurs qui nous semblent couvrir les états émotionnels qui reviennent le plus souvent dans les témoignages des parents. Néanmoins, chaque personne est unique et vos ressentis peuvent être complètement différents.

Pour aller un peu plus loin et vous aider à explorer les autres fleurs qui pourraient vous être utiles, nous proposons un petit exercice.

Lisez les phrases suivantes et choisissez celles qui vous décrivent le mieux :

- Ma vie a totalement changé et je ne retrouve plus mes repères, Walnut ;
- Je me sens complètement bouleversée par le diagnostic de mon enfant, Star of Bethleem ;
- Devant les autres, je fais comme si tout va bien, mais je m'effondre dès que je suis seul Agrimony ;
- J'ai peur de mon enfant quand il a une crise de colère Mimulus ;
- Je me sens complètement démunie pour faire face à cette situation, Elm
- J'ai une sensation d'échec quand je n'arrive pas à le faire manger ou à le calmer Pine ;
- Parfois, il m'arrive d'exploser, Cherry Plum ;
- Je me dévoue complètement à la famille et je me néglige souvent Centaury ;
- Je me reproche de ne pas être plus disponible pour mon enfant, Pine ;
- Je ne supporte pas qu'il ne suive pas mes demandes et consignes, Vine ;
- Je suis complètement débordé par toutes mes obligations, Elm ;
- Je suis complètement épuisé, Olive ;
- Je me sens responsable de son handicap, Pine;
- Je suis en colère de devoir m'occuper de lui tout seul, Holly ;
- J'ai beaucoup de peurs de tous genres, Aspen, Mimulus ;
- Je suis consient que je suis trop rigide avec mon enfant Oak, Vine ;
- Je trouve injuste que nous ayons une telle épreuve à traverser, Willow ;
- Jour et nuit, je ne pense qu'à mon enfant et à nos difficultés, White Chestnut ;
- J'ai tendance à aider même si on ne me demande rien, Centaury ;
- Je manque de force et d'énergie, Hornbeam, Olive ;
- Je manque trop souvent de patience, Impatiens ;

- Je me sens incompétente face à une telle situation, Elm ;
- Je me sens au bout, sans solution et sans sortie Sweet Chestnut ;
- J'ai souvent les larmes aux yeux, Olive ;
- Je n'ai pas peur des difficultés et des responsabilités, Oak ;
- Je ne me sens pas assez fort, discipliné, capable de suivre la thérapie correctement, Larch ;
- Je rumine toujours les mêmes problèmes sans trouver de solutions, White Chestnut ;
- Je suis trop intolérant, Beech ;
- Ma vie me paraît un lourd et désagréable fardeau, Olive ;
- Je n'aime pas attendre, Impatiens :
- Je me sens indispensable et irremplaçable, Chicory ;
- J'ai du mal à m'habituer aux changements de vie que cette maladie a entrainés, Walnut ;
- J'ai perdu ma joie de vivre, Wild Rose ;
- Je supporte mal de voir mon enfant souffrir Red Chestnut ;
- J'ai de la difficulté à me séparer de mon enfant, Chicory ;
- J'ai peur de ne pas faire ce qu'il faut et comme il faut, Larch ;
- Je ne crois pas possible de revivre un bonheur semblable à celui qu'on a connu autrefois, Honeysuckle ;
- Parfois, je trouve mon enfant insupportable et je me retiens pour ne pas le frapper, Cherry Plum ;
- J'ai horreur des routines, Hornbeam ;
- J'ai honte du comportement de mon enfant, Crab Apple ;
- Il m'arrive d'avoir l'impression que je vais perdre la raison, Cherry Plum ;
- Je me sens entourée d'un tas d'incompétents, Beech ;
- J'ai peur de l'avenir, Agrimony, Mimulus ;
- Je me sens coupable de l'avoir inscrit dans une école spécialisée, Pine ;
- Je n'ai plus aucun espoir, Gorse ;

- Je me sens coupable de ne pas être à la hauteur des attentes des autres, Pine;
- Je me sens dans un tunnel sans percevoir la moindre lueur d'espoir, Sweet Chestnut ;
- Je n'ose plus espérer une amélioration, Gorse ;
- Je me sens démotivée et découragée, Gentian;
- Je me sens désorienté. J'expérimente beaucoup de possibilités sans trouver nulle part de résultat durable, Wild Oat ;
- Je me sens écrasé par le poids de la vie, Mustard ;
- Je me sens impuissant face aux difficultés de mon enfant, Red Chestnut ;
- Je me sens rejeté et repoussé par mes proches, Chicory ;
- Je ne sais pas par ou commencer, Elm ;
- Je ressens souvent une forte colère, Holly ;
- Je trouve la vie injuste, Willow ;
- Je ne supporte pas voir le bonheur des autres, ça me met de mauvaise humeur, Willow, Holly.

Préparation du flacon et mode d'emploi

Une fois les fleurs choisies, vous pouvez préparer votre mélange personnalisé ou le commander à un consultant en fleurs de Bach.

Si vous voulez préparer votre mélange vous-mêmes, premièrement, vous devrez acheter les élixirs que vous avez choisis. Les fleurs de Bach se vendent en flacons de 20ml et vous pouvez les trouver en pharmacie ou dans les boutiques des produits naturels. Vous aurez également besoin d'un flacon ambré vide de 30ml avec compte-gouttes.

Déposez dans la bouteille vide 2 gouttes de chaque fleur (vous pouvez mélanger ensemble jusqu'à 7 fleurs différentes) et remplissez-la de 25 ml d'eau de source. Pour une meilleure conservation, vous pouvez y ajouter 5 ml de cognac ou de vinaigre de cidre.

Vous devriez prendre 4 fois par jour 4 gouttes de ce mélange pendant au moins 3 semaines - idéalement, dès le réveil, juste avant d'aller se coucher et deux fois au cours de la journée. Les gouttes peuvent être diluées dans un petit verre d'eau, ou prises directement sous la langue. Vous pouvez également mettre 16 gouttes dans 1 litre d'eau et le siroter durant la journée.

Après trois semaines de thérapie, il faut faire la pause d'une semaine. Ce temps vous permettra d'évaluer l'amélioration de votre état et voir s'il faut modifier le mélange.

Résumé du chapitre : « Ce que les parents peuvent faire par eux-mêmes »

1) Le « mieux-être » de l'enfant sera grandement lié au type de régime alimentaire qu'il suit. Il existe deux façons d'aborder le régime qui convient le mieux :

- Éviter les aliments artificiels qui intoxiquent l'organisme
- Ajouter les aliments naturels et les suppléments alimentaires reconnus pour « nourrir » le corps et l'esprit.

2) L'apaisement des tensions émotionnelles des parents aura une incidence sur le mieux-être de l'enfant autiste.

3) Quelques grands remèdes homéopathiques correspondent à plusieurs des problématiques psychiques que vivent les parents d'enfants autismes.

4) Plusieurs fleurs de Bach peuvent également rééquilibrer l'univers émotionnel perturbé des parents.

8) UNE VISION HOMÉOPATHIQUE DES SYMPTÔMES

Introduction

1) La signification d'un symptôme

2) Le répertoire homéopathique

3) Ce qui détermine la valeur d'un symptôme : l'intensité, la fréquence et sa valeur hiérarchique.

4) Le choix du remède est déterminé par la « totalité des symptômes ».

5) Une liste de la trentaine de symptômes psychiques, généraux et locaux que j'ai le plus fréquemment rencontré chez les enfants autistes.

1) La signification d'un symptôme

« Le doigt pointe vers la lune; tant pis pour celui qui regarde le doigt ! »

D'un point de vue homéopathique, quel que soit le symptôme (manque de concentration, anxiété, insomnie, constipation, etc.), il n'est pas « la maladie ».

Les symptômes ne sont que l'illustration que le véritable problème se situe à un niveau plus profond.

On peut considérer les symptômes comme étant la manifestation…

- d'une énergie vitale déséquilibre (Hahnemann)
- d'une certaine faiblesse du système de défense (naturopathie)
- d'un certain blocage de la circulation du flux de l'énergie, etc. (médecine chinoise)

Exemple : lorsque la petite lumière rouge s'allume sur le panneau de bord de notre véhicule pour indiquer qu'il reste peu d'essence dans le réservoir, il est inutile de dévisser ce petit indicateur. En faisant disparaître le signal, on ne résout pas le problème du manque d'essence!

Il en est de même pour les symptômes. Leur suppression ne peut être bénéfique qu'à la condition d'avoir compris la nature du message et de l'information qu'ils tentent de nous faire comprendre.

> ***Dans tous les cas, le symptôme est une information qui pointe vers la source première du problème.***

Ce que l'homéopathe recherche en prenant note de tous les symptômes (la totalité des symptômes) qui affectent l'enfant aux prises avec de sérieux problèmes de la sphère mentale et émotionnelle, c'est LE remède qui aura la capacité d'atténuer ou de faire disparaître...

- la tension énergétique
- le dérèglement vibratoire
- le blocage immunitaire
- le débalancement émotionnel

... c'est-à-dire, dans tous les cas, **LA** cause profonde ... qui génère tous ces symptômes.

2) Qu'est-ce qu'un répertoire homéopathique ?

Les répertoires homéopathiques sont des outils qui compilent des milliers de symptômes en les reliant aux remèdes homéopathiques susceptibles de les soigner.

Deux exemples :

SCLÉROSE en plaques : arg-n.[7], *aur.*[7], bar-c.[7], calc.[7], **caust.**[7], con.[8], **gels.**[7], *lath.*[7], lyc.[7], **nat-m.**, nux-v.[7], **phos.**[7], *phys.*[7], *pic-ac.*[8], *plb.*[7], sil.[7], sulph.[7], tarent.[7], thuj.[7], xan.[8]

IRRITABILITÉ, enfants, chez les : *calc-p.*, **cham.**, *chin.*[7], **cina.**, **DPT.**, **graph.**, *iod.*, **mag-c.**, *sil.*, *tub.*[7]

a) Dans cet exemple, on constate qu'un certain nombre de remèdes homéopathiques sont indiqués pour traiter ces symptômes.

b) Ces remèdes sont « classés » selon un ordre d'importance. Les plus reconnus et les plus souvent utilisés dans le traitement de tel ou tel symptôme étant en caractères **gras**. Si les caractères <u>**gras**</u> sont soulignés, cela indique qu'on peut considérer que le remède est exceptionnellement important pour le traitement de ce symptôme.

Les deux autres types de typographie illustrent les remèdes moins souvent utilisés, comme la typographie *italique* et plus rarement utilisée, la typographie régulière.

Il faut savoir que le répertoire évolue et que, d'année en année, au fil des connaissances acquises à travers le monde, de nouveaux remèdes s'ajoutent aux rubriques. (Depuis 3 ans, les remèdes *ROR* et *DTP* sont apparus dans certains répertoires associés à des symptômes importants de l'autisme.

3) La totalité des symptômes

Quels sont les critères qui permettent de choisir un remède en particulier dans une rubrique (comme celle ci-haut de « Sclérose en plaques) alors qu'il y a 20 remèdes indiqués ? (Certaines rubriques telles que céphalée, constipation, anxiété… comptent plusieurs centaines de remèdes. Alors, comment choisir ?)

Le choix du remède approprié à tel ou tel cas se fait sur la base d'un principe fondamental pour l'homéopathie : « la totalité des symptômes ».

Cette « totalité des symptômes » expliquera que le choix du remède approprié reposera toujours sur une certaine quantité de symptômes ayant une valeur déterminante.

4) La valeur des symptômes

Les symptômes sont ce qui permet à l'homéopathe de comprendre « la nature de la maladie » et de mesurer la profondeur de l'atteinte de celle-ci.

Les symptômes ne sont pas la maladie. Ils sont une indication que l'énergie vitale du patient est déréglée.

PNEI

L'énergie vitale du patient peut être considérée comme étant un amalgame de l'interrelation complète des systèmes psychique, neurologique, endocrinien et immunitaire (PNEI).

L'illustration du degré d'équilibre ou de déséquilibre de cette énergie vitale (PNEI) pourrait être envisagée par une image d'un « champ vibratoire » (sorte d'aura) qui vibre à une fréquence qui enveloppe le sujet et qui lui procure soit un sentiment de bien-être, soit une sensation de malaise.

Pour bien comprendre l'état général de l'enfant autiste, et pour conséquemment pouvoir faire une prescription juste, il faut se concentrer sur les symptômes ayant le plus de valeur.

a) Corps physique, émotionnel et mental

À mesure égale, chez un enfant autiste, un symptôme physique sera moins valorisé qu'un symptôme émotionnel (par exemple, un léger problème digestif aura moins de valeur qu'une légère anxiété).

À mesure égale, un symptôme émotionnel sera moins valorisé qu'un symptôme de la sphère mentale. (Par exemple, une légère irritabilité aura moins de valeur qu'un léger problème de concentration).

Un symptôme banal, commun, ordinaire, aura moins de valeur qu'un symptôme original, curieux ou comportant des précisions claires.

Par exemple, le symptôme « fatigue » est moins important que « fatigue… après les repas ».

Par exemple, le symptôme « insomnie » est moins important que « insomnie après réveil à 3 h du matin ».

Par exemple, le symptôme « constipation » est moins important que « frapper violemment sa tête avec ses mains », qui est un symptôme curieux.

5) Intensité des symptômes

Ce qui détermine également la « qualité » d'un symptôme, c'est son degré d'intensité.

Par exemple, le désir de boissons gazeuses une fois par semaine est très différent du désir de 4 ou 5 bouteilles de boissons gazeuses par jour.

6) Fréquence d'apparition des symptômes

À intensité égale, une otite par année est moins importante comme symptôme qu'une otite par mois! La fréquence d'apparition d'un symptôme, c'est-à-dire sa récurrence, est une indication du degré de faiblesse du système immunitaire et du niveau de déséquilibre de l'énergie vitale.

7) Liste des principaux symptômes des profondes perturbations mentales et émotionnelles

Ci-bas, une liste des symptômes (et des rubriques du répertoire homéopathique de Kent) que j'ai le plus souvent rencontré lors des consultations avec les enfants que la médecine avait diagnostiqué comme étant autistes.

(L'homéopathie utilise des abréviations pour écrire le nom des remèdes. Ex : Bar-c = Baryta Carb.; Carc = Carcinosinum; Dpt = diphtérie polyomiélite, tétanos; etc.)

1) **Suite de vaccination** : acon.[8], **ant-t.**[2+7'], **apis.**[2+7'], *arg-n.*, *ars.*, **bar-c., bell.**[8'], *bry.*, bufo.[7], **calc.**, *calc-p.*, *carb-v.*, **carc.**[78'], **caust., cham., cocc.,** crot-h.[8], **diph., dpt.,** echi., **euphr., gels., hep., hepatit-b.**, *hyos.*, **hyper., influ.,** kali-chl., **kali-m.**[2+7'], **lach., led.**, *lyc.*, **lyss., maland.**, *med.*, merc.[8], **mez.**[7], **mmr., morbill., nat-m., nit-ac.**, *nux-v.*, *ped.*[7], **pert.**, *phos.*, *psor.*[7], **puls., sabad.,** sabin.[2+7'], sars.[7], sep.[8], **sil.**, *stram.*, **sulph., thuj., tub.**[2+7'], vac.[7], vario.[7], **zinc.**

PS : MMR = ROR

2) **Retard mental suite de vaccination** : *bar-c.*, bufo., *carc.*[-2], *dpt.*[-2], hyos., *mmr.*[-2], *sil.*[-2], Stram., *thuj.*[-2], tub.

3) **Autisme suite de vaccination** : Alum., anac., *bar-c.*[-2], **Bufo.**[-2], cann-i., cann-s., **carc.**[-2], **dpt.**[-2'], hyos., Led.[-2], lyc., Med., **merc.**[-2'], **mmr.**[-2], *nat-m.*, op., *sil.*[-2], stram., Syph., *thuj.*[-2], tub.

C'est l'une des très grandes spécialités de l'homéopathie que de pouvoir effacer ou amoindrir les effets secondaires possibles de la vaccination. Ces effets secondaires sont variés et ce manifestent autant sur le plan psychique (obsessions, retard de langage, difficulté d'apprentissage, hyperactivité, etc.) que sur le plan physique.

Dans le cadre de l'homéopathie, il existe donc un certain nombre de remèdes reconnus pour effectuer une désintoxication des barrages qu'auraient pu élever les vaccins.

4) **Retard mental chez les enfants** : aeth.[-2], agar.[-2], *arg-n.*[-2], **bar-c.**[-2], *bar-m.*[-2], **bufo.**[-2], **calc.**[-2], *calc-p.*[-2], caps.[-2], *carb-s.*[-2], **carc.**[-2], **dpt.**, hell.[-2], hyos.[-2], iod.[-2], *lyc.*[-2], *med.*[-2], merc.[-2], **mmr.**[-2'], nat-m.[-2], nux-m.[-2], *phos.*[-2], *plb.*[-2], *sars.*[-2], *sil.*[-2], stram.[-2], *sulph.*[-2], *syph.*[-2], *tab.*[-2], *tub.*[-2], zinc.

5) **Difficulté d'apprentissage** : **agar.**$^{-2}$, agn.$^{-2}$, *anac.*$^{-2}$, *ars.*$^{-2}$, **bar-c.**$^{-2}$, bufo.$^{-2}$, **calc.**$^{-2}$, *calc-p.*$^{-2}$, **carc.**$^{-2}$, cast.$^{-2}$, caust.$^{-2}$, cham.$^{-2}$, cina.$^{-2}$, con.$^{-2}$, *dpt.*, kali-sil.$^{-2}$, **lyc.**$^{-2}$, mag-p.$^{-2}$, med.$^{-2}$, *merc.*$^{-2}$, **m<u>mr</u>.**, *nat-m.*$^{-2}$, okou.$^{-2}$, olnd.$^{-2}$, ph-ac.$^{-2}$, *phos.*$^{-2}$, rib-ac.$^{-2}$, *sil.*

Retard mental et difficulté d'apprentissage vont de pair. Il faut noter la présence de certains remèdes de désintoxication des vaccins (*ROR*(mmr) et *DTP*) mais aussi de *Carcinosinum* et de *Baryta carb*.

6) **Lent à apprendre à parler** : agar., bar-c., bell.^{5}, bor.^{1b}, calc.^{1b}, calc-p., carc., caust.^{3}, **dpt.**, **m<u>mr</u>.**, **nat-m.**, nux-m., ph-ac.^{1b}, phos.^{7}, sanic., sil.^{3}, sulph.

C'est l'un des symptômes les plus caractéristiques qu'on puisse retrouver chez un très grand nombre d'enfants autistes. La conséquence majeure de ce problème est l'absence de communication claire qui ne peut souvent engendrer que frustrations, colères ou pleurs.

À noter que souvent, l'incapacité à parler n'est pas représentative de la capacité à entendre... à comprendre. De nombreux enfants comprennent assez bien ce qu'on leur dit... mais en retour, ils ne savent pas comment se faire comprendre (retard de langage).

Ce symptôme justifie souvent la prise de *Natrum mur*.

7) **Hyperactivité chez les enfants** : absin.$^{-2}$, anac.$^{-2}$, **Androc.**$^{-2}$, *ars.*$^{-2}$, ars-i.$^{-2}$, *calc-p.*$^{-2}$, **carc.**$^{-2}$, *cham.*$^{-2}$, cina.$^{-2}$, *coff.*$^{-2'}$, *dpt.*, **hyos.**$^{-2}$, ign.$^{-2}$, *iod.*$^{-2}$, **med.**$^{-2}$, *merc.*$^{-2}$, *nux-v.*$^{-2'}$, **R**hus-t.$^{-2}$, **stram.**$^{-2}$, **tarent.**$^{-2}$, Thuj.$^{-2}$, **tub.**$^{-2}$, *verat.*$^{-2}$, *zinc.*

50 % des enfants autistes souffrent d'agitation. Incapacité de demeurer assis à la table lors des repas ou au pupitre lors des cours en classes spécialisées. Une explication énergétique conclurait que, si les forces de mouvements sont si extrêmes, c'est parce que les forces d'immobilité sont beaucoup trop faibles. En termes de médecine chinoise : l'élévation incontrôlée du Yang est la conséquence d'un Yin trop faible.

L'hyperactivité est souvent accompagnée d'irritabilité.

8) **Irritabilité chez les enfants** : abrot., ant-c., ant-t., ars., **Benz-ac.**, bor., *calc-p.*, **cham.**, *chin.*[7], **cina.**, cupr.[7], **DPT.**, **graph.**, *iod.*, ip.[7], lyc., **mag-c.**, nat-m.[13], puls., sanic., sep., *sil.*, staph.[7], **T**er.[12], *tub.*[7], zinc.

Environ 50% des enfants autistes souffrent d'un état d'irritabilité à la fois assez intense et assez fréquent. Cette irritabilité est souvent une réaction à un sentiment d'être contraint de faire des choses qu'il ne veut pas faire. Nombre d'enfants autistes souffrent de retard de langage, et pour eux la colère est l'une des seules façons d'exprimer leur désaccord.

9) **Affections suite d'anticipation** : acon.[7], aeth.[7], *anac.*[7], **arg-n.**[7], **ars.**[7], bry.[7], **calc.**[7], camph.[7], *carb-v.*[7], **carc.**[7], *caust.*[7], cic.[7], *cocc.*[7], coff.[7], elaps.[7], fl-ac.[7], **gels.**[7], **graph.**[7], hyos.[7], **ign.**[7], kali-br.[7], *lac-c.*[7], **lyc.**[7], lyss.[7], **med.**[7], merc.[7], *nat-c.*[7], nat-m.[3b+7], nux-v.[7], petr.[7], *ph-ac.*[7], **phos.**[7], **plb.**[7], psor.[7], **puls.**[7], **sil.**[7], staph.[7], still.[7], stront.[7], thuj.[7], verat.[7]

La plupart des enfants autistes sont très sensibles à tous les types d'expériences ou de situations qui les confrontent à quelque chose de nouveau. L'anxiété ainsi générée par la carence de manque d'adaptation (et de manque de confiance en soi?) occasionne des comportements extrêmes tels que se frapper, crier, mordre, sauter, pleurer, etc.

10) **Frapper chez les enfants** : **CHAM.**, cina., cupr., **DPT.**, *lyc.*, **M**mr., *Tub.*

Frapper tête, sa : ars., **Stram.**, tarent.

Lors de mon premier voyage en Corée, je me suis retrouvé devant un enfant qui, à chaque minute, se frappait le menton avec le poing. À mon retour au Canada, je recevais un courriel de la maman m'annonçant que ce comportement avait totalement cessé à la suite de la prise de *Stramonium*.

11) **Mordre chez les enfants** : bell.[7], **DPT.**, Mmr.

Ce symptôme a deux formes principales; soit l'enfant se mord lui-même, soit il a tendance à mordre les autres. Tout comme pour la propension à crier, cette manifestation sera occasionnée lors d'une confrontation à des situations qui engendrent beaucoup de stress.

12) **Crier chez les enfants :** anac., *apis.*, bell., **Benz-ac.**, **bor.**, calc., *calc-p.*, *cham.*, *cina.*, coff., cupr., **Dor.**, *Dpt.*, dulc., *hell.*, *ign.*, ip., *Jal.*, **K**ali-br., *Kreos.*, **Lac-c.**, *lyc.*[88'], *rheum.*, ***S****enn.*, stram., **tub.**

Ces cris émergent comme des pulsions incontrôlées. Ils apparaissent souvent lorsqu'une tension extrême est générée par une situation anxiogène.

13) **Peur de l'obscurité** : *acon.*, aeth.[7], **A**m-m., bapt., bell.[7], **Brom.**, calad.[7], *calc.*, calc-p., calc-s., *camph.*, **Cann-i.**, cann-s.[3], *carb-an.*, *carb-v.*, *caust.*, cupr., gels.[7], **Grin.**[7], **K**ali-bi.[7], *lyc.*, *Med.*, nat-m.[7], **N**ux-m.[7], *phos.*, *puls.*, rhus-t., **S**anic., sil.[7], **stram.**, *stront.*, valer.

Ce symptôme affecte près de 50% des enfants autistes. Donc, nécessité de dormir dans une chambre éclairée par une petite lumière ou encore... de vouloir dormir dans le lit des parents, ce qui n'est pas rare en Corée du Sud.

14) **Obsessions, compulsions** : *anac.*, *arg-n.*, **ars.**, aur., *calc.*, **carc.**, **hyos.**, *ign.*, iod., **med.**, merc., *nat-m.*, *nat-s.*, **nux-v.**, *plat.*, psor., **puls.**, *sil.*, *staph.*, stram., sulph., syph., thuj., *verat.*

Les obsessions sont fréquentes chez les enfants autistes. La nécessité de s'assurer que certains jouets soient parfaitement rangés d'une certaine façon ou que les aliments soient disposés dans l'assiette à une place spécifique.

Parmi les compulsions, on retrouve souvent celle à se frapper soi-même (sur le visage, le thorax ou les cuisses) ou encore à sauter sur place, possiblement à crier.

15) **Répète sans arrêt la même chose** : *dpt.*, **Lach.**

Chez de nombreux enfants autistes, ce symptôme s'exprimera par une tendance marquée à répéter indéfiniment la même question, souvent aussi à fredonner la même chanson.

16) **Jouer seul chez les enfants** : *Carc.*

Ce symptôme n'est associé qu'à un seul remède : *Carcinosinum*. De nombreux enfants autistes, vivant dans une bulle, vont avoir une forte propension à passer des journées entières à jouer seul, souvent d'ailleurs avec leur téléphone cellulaire.

17) **Évite le regard des étrangers** : acon., calc.[7], **cic.**, *cupr.*, cur.[7], ferr., *gels.*, *iod.*, *lac-d.*[7], *led.*, *nat-c.*, *sep.*, *thuj.*

À noter ici que le remède *Cuprum* est souvent prescrit aux enfants autistes sur les bases d'un caractère autoritaire, inflexible et de différents problèmes de spasmes et de tics.

18) **Désir d'aliments farineux** : calc-p.[8], lach., *nat-m.*, sabad., sulph.[89], sumb.

L'importance des désirs (ou aversions) alimentaires en homéopathie est liée à l'idée suivante : « Que me faut-il, impérativement, pour me sentir bien? Consommer abondamment des aliments farineux? Des sucreries? Des aliments salés? Etc. Plus la « dépendance » est importante, plus le symptôme permettra de guider vers la prescription du remède le plus approprié.

19) **Aggravé par les aliments farineux** : alum.^{3}, bry.^{3}, *Caust.*, *chin.*^{2}, coloc.^{3b}, Iris.^{3b}, Kali-bi.$^{2+3}$, lyc., mag-c.^{3}, *nat-c.*, **Nat-m.**, **Nat-s.**, nux-v., psor.^{3b}, *puls.*^{3}, Sulph.

À noter que le désir d'un certain type d'aliment ou de saveur n'exclut pas que cet aliment puisse également être nocif pour le patient. À noter aussi qu'un remède correspondant au « désir de » puisse également corresponde à une aversion pour ce même type d'aliment. Pour les farineux, *Nat-mur* et *Sulf* se retrouvent dans les 2 rubriques.

20) **Constipation chez les enfants** : Acon.^{7}, *alum.*$^{2+7}$, *ant-c.*^{7}, **bry.**$^{2+7}$, **calc.**^{7}, Cham.^{7}, graph.^{7}, hep.^{7}, hydr.^{7}, lyc.$^{2+7}$, mag-m.^{7}, *nat-m.*^{7}, nit-ac.^{7}, **nux-v.**$^{2+7}$, **op.**^{2}, *plat.*^{7}, *plb.*^{7}, *podo.*^{7}, psor.^{7}, *sep.*^{7}, *sil.*^{7}, *sulph.*$^{2+7}$, *verat.*$^{2+7}$, *zinc.*

La quasi-totalité des enfants autistes souffrent de constipation. Il faut lire le chapitre portant sur le docteur Tinus Smits et voir ce qu'il explique à ce propos.

21) **Allergies aux aliments** : *Aeth.*$^{-2}$, **Ant-c.**$^{-2}$, apis.$^{-2}$, *Arg-n.*$^{-2}$, ars.$^{-2}$, *ars-i.*$^{-2}$, **Astac.**$^{-2}$, **Bry.**$^{-2}$, *Calad.*$^{-2}$, *Calc-p.*$^{-2}$, **carb-ac.**$^{-2}$, carb-v.$^{-2}$, *carc.*$^{-2}$, **Cham.**$^{-2}$, *Chin.*$^{-2}$, *Chlol.*$^{-2}$, **Cina.**$^{-2}$, *Coloc.*$^{-2}$, *Cop.*$^{-2}$, *Cortico.*$^{-2}$, *cortiso.*$^{-2}$, **Dpt.**, **Dys-co.**$^{-2}$, *hist.*$^{-2}$, *Ign.*$^{-2}$, *Ip.*$^{-2}$, *Kali-c.*$^{-2}$, **lyc.**$^{-2}$, *Med.*$^{-2}$, **merc.**$^{-2}$, **Nat-c.**$^{-2}$, **Nat-p.**$^{-2}$, **nux-v.**$^{-2}$, *psor.*$^{-2}$, **puls.**$^{-2}$, *rhus-t.*$^{-2}$, *Sac-alb.*$^{-2}$, **sulph.**$^{-2}$, *Ter.*$^{-2}$, *thuj.*$^{-2}$, **Tub.**$^{-2}$, **urt-u.**

Les allergies aux aliments affectent également la grande majorité des enfants autistes. Les désintoxications, la prescription homéopathique, la correction des erreurs du régime alimentaire et l'ajout des suppléments vitaminiques nécessaires permettront de corriger ce symptôme

22) **Coryza annuel (rhume des foins)** : **Agar.**[-2], ail., **all-c.**, **Ambro.**[7+12'], Aral.[34], **ars.**, ars-i., *arum-t.*, **arund.**, bad., benz-ac.[45], *brom.*, calc.[45], camph.[12], *carb-v.*, Carc.[88], chin-a.[45], Chr-k-s.[7+45], *Cocain.*[45], con.[45], *Cupr-a.*[45], cycl., *dulc.*, euph.[7], Euph-pi.[45], **euphr.**, gels., *graph.*[7], Grin.[18], *hep.*[7], iod., ip., *Just.*[8+18], kali-bi., *kali-i.*, *kali-p.*, kali-s.[55], lach., Linu-u.[45], **lyc.**[45'], **Med.**[3b'], meph.[4], merc.[45], Merc-i-f.[45], *naja.*, Naph.[45], Nat-i.[45], **nat-m.**, Nat-s.[28], nux-v., phos.[45], **Psor.**, **puls.**, *Ran-b.*, rhus-t.[1], Ros-d.[7], **sabad.**, *sang.*, Sang-n.[45], senec.[3b], sep.[45], *sil.*, Sin-a.[7+12], **Sin-n.**, Skook.[12], *stict.*, *Succ-ac.*[-2], *Sul-i.*[1b], *sulph.*[45'], teucr., Trif-p.[45], **Tub.**[7+17], *Wye.*

La grande « recette » pour traiter le rhume des foins est, en alternance (1 jour sur 2) *Psorinum* 30c puis le lendemain *Tuberculinum* k 30c. Ajouter à tous les jours, *Histaminum* 9c.

23) **Rhinites, réaction allergique** : **all-c.**[-2], **ars.**[-2], ars-i.[-2], carb-v.[-2], *Dpt.*, **euphr.**[-2], iod.[-2], kali-i.[-2], *nat-m.*[-2], **nux-v.**[-2], puls.[-2], *sabad.*[-2], Sang.[-2], sil.[-2], wye.

Plus de 50% des enfants que j'ai traité souffraient de rhinites ou de nez bouché la nuit. De fait, ces deux symptômes sont souvent associés à des réactions allergiques. Allergies au pollen? Oui, mais leur apparition est alors saisonnière. Allergies à certains aliments? Oui, très souvent. Produits laitiers? Gluten? Autres?

24) **Obstruction du nez la nuit** : *agar.*, **am-c.**, am-m., arg-n., *ars.*, *bov.*, calc., *caust.*, Cheir.[12], *ferr-i.*, Glon., ip., *kali-p.*, **lyc.**, *mag-c.*, *mag-m.*, *nat-a.*, *nat-c.*, nicc., nit-ac., **nux-v.**, phel., *samb.*, sec., sep., sil., stict., tell., **Zinc-i.**[3]

Ce « petit » symptôme, à ma grande surprise, affligeait la grande majorité des enfants Sud-Coréens. La prescription de *Lycopodium* (lorsque la totalité des symptômes la justifiait) conduisait généralement à une atténuation ou une disparition de ce symptôme.

25) **Eczema** : alum., am-c., am-m., anac., ant-c., Arg-n., **ars.**, **ars-i.**, Astac., aur., *Aur-m.*, **Bar-m.**, bell., bor., Brom., bry., *calad.*, **calc.**, **calc-s.**, canth., Carb-ac., carb-s., *carb-v.*, Carc.[88], *caust.*, **cic.**, cina.[88], clem., cop., **crot-t.**, cycl., **<u>DPT</u>.**, **dulc.**, fl-ac., **graph.**, **Hep.**, Hydr., *Iris.*, **jug-c.**, **jug-r.**, *kali-ar.*, kali-bi., kali-c., *Kali-chl.*, *kali-s.*, lach., **Lapp-a.**, led., *Lith.*, *lyc.*, merc., **mez.**, *Mmr.*, nat-m., nat-p., *Nat-s.*, nit-ac., **olnd.**, **petr.**, phos., *Phyt.*, **psor.**, ran-b., **rhus-t.**, rhus-v., *sars.*, sep., *sil.*, *staph.*, **sul-i.**, **sulph.**, *thuj.*, **Tub.**[88], *viol-t.*

Avant toute prescription, vérifier si l'enfant consomme des produits laitiers et, si c'est le cas, les retirer de son régime pour une période de 14 jours.

Quant aux remèdes les plus souvent prescrits pour ce problème, on pense à *Arsenicum* et *Psorinum* (lorsque l'enfant se gratte au sang) et à *D.T.P*, particulièrement lorsque les plis de flexion (coude/genoux) sont impliqués; et enfin à *Tuberculinum* k (aggravation par le lait, irritabilité, déminéralisation, tendance aux rhumes et autres problèmes ORL).

26) **Affections suite de suppression de problème de peau** : acon., alum., am-c., ambr., *ars.*, *ars-i.*, **bell.**, **bry.**, calad., calc., carb-an., *carb-v.*, *caust.*, *cham.*, con., *cupr.*, **dulc.**, *gels.*, *graph.*, **hep.**, **ip.**, kali-c., *kali-s.*, lach., *lyc.*, merc., *mez.*, *nat-c.*, nit-ac., *nux-m.*, op., **petr.**, **ph-ac.**, phos., **psor.**, *puls.*, *rhus-t.*, sars., sel., *sep.*, sil., *staph.*, **stram.**, sul-ac., sul-i.[1], **sulph.**, thuj., *tub.*, verat., *viol-t.*, **zinc.**

Une suppression, c'est le résultat d'une méthode qui réussit à « cacher » un symptôme sans que l'on se soit adressé à l'élimination de la cause qui génère le symptôme. C'est mettre la poussière sous le tapis.

Et quelle est la conséquence des suppressions? À court ou moyen terme, un enracinement plus profond de la maladie! Une route vers la chronicité.

Cette rubrique est très importante.

27) **Miction involontaire la nuit chez les enfants :** Carc.$^{-2}$, *caust.*$^{-2}$, chin.$^{-2}$, *cina.*$^{-2}$, **equis.**$^{-2}$, *kreos.*$^{-2}$, *lyc.*$^{-2}$, med.$^{-2}$, nat-m.$^{-2}$, phos.$^{-2}$, puls.$^{-2}$, sep.$^{-2}$, sil.$^{-2}$, thuj.

Lorsque j'ai commencé à travailler avec les enfants autistes, j'avais de la difficulté à régler ce problème. Un jour, une maman me confia avoir vu la disparition de ce symptôme chez son enfant de 5 ans suite à la prise de *Lycopodium*. Cette remarque me conduisit à mieux étudier ce remède qui est devenu, par la suite, l'un de mes remèdes préférés de traitement de l'autisme… et de l'énurésie.

28) **Scoliose :** acon.$^{-2}$, aesc.$^{-2}$, agar.$^{-2}$, am-c.$^{-2}$, ant-c.$^{-2}$, **asaf.**$^{-2}$, aur.^{3}, *bac.*$^{-2}$, bar-c.$^{-2}$, bar-m., bell.$^{-2}$, bry.$^{-2}$, bufo.$^{-2}$, **calc.**, **calc-f.**, calc-i.$^{-2}$, **calc-p.**, **calc-s.**, carb-s., *carb-v.*, caust.$^{-2}$, choc.$^{-2}$, cic.$^{-2}$, clem.$^{-2}$, coloc.$^{-2}$, con., dros.$^{-2}$, dulc.$^{-2}$, *ferr.*$^{-2}$, ferr-i.$^{-2}$, get.$^{-2}$, graph.$^{-2}$, **hecla.**$^{-2}$, *hep.*$^{-2}$, iod.$^{-2}$, ip.$^{-2}$, lach.$^{-2}$, *lyc.*, mang.$^{-2}$, *merc.*, **merc-c.**, mez.$^{-2}$, nat-m.$^{-2}$, *nit-ac.*$^{-2}$, op., petr.$^{-2}$, **ph-ac.**, **phos.**, plb.$^{-2}$, psor., **puls.**, **rhus-t.**$^{-2}$, ruta.$^{-2}$, sabin.$^{-2}$, *sep.*$^{-2}$, **sil.**, *staph.*$^{-2}$, **sulph.**, syph.$^{-2}$, tarent., ther.$^{-2}$, thuj., tub.

Ce fut une grande surprise, d'année en année, de constater le nombre important d'enfants Sud-Coréens qui souffraient de scoliose. Au moins 20%. J'ai tendance à penser que les nombreuses échographies que doivent subir les mères, ont une influence sur ce problème (en Corée du Sud, il n'est pas rare qu'une maman ait 5, 6, 7 ou même 8 échographies à chaque grossesse).

En ce qui regarde les cas de scoliose associés à l'autisme, des remèdes comme *Mercurius*, *Silicea* et *Sulfur* sont souvent utilisés (si totalité des symptômes) et donnent rapidement de très bons résultats (souvent confirmés par des ostéos ou chiros).

29) **Strabisme** : agar., *alum.*, alumn., ant-t., **apis.**, *arg-n.*⁷, ars., **bell.**, benz-n., bufo., *calc.*, calc-p., cann-i., *canth.*, *chel.*, *chin-s.*, **cic.**, *cina.*, *con.*, **cycl.**, *gels.*, *hell.*, *hyos.*, jab., *kali-br.*, *kali-i.*, kali-p., *lyc.*, lyss., *mag-p.*, meny., *merc.*, *merc-c.*, morph., nat-a., *nat-m.*, nat-p., *nux-v.*, op., plb., psor., puls., *spig.*, *stram.*, sulph., *tab.*, thuj.³, tub., verat., *zinc.*

Je crois que près de 20% des enfants autistes de la Corée du Sud souffrent d'un problème de strabisme. Pourquoi? Effet secondaire des vaccins? J'inclinerais plutôt, tout comme pour les nombreux cas de scoliose observés, vers la multiplication des échographies que doivent subir les mamans.

30) **Ronger les ongles :** : *acon.*⁷, agar.⁸⁷, *am-br.*⁷, arg-n.⁸⁸, arn.⁷, *ars.*⁷, **arum-t.**⁷, *bar-c.*⁷, bufo.¹¹, calc.³⁺⁵⁹, carc.⁸⁸, cina.³, hura.³, hyos.⁵⁺⁷, lach.⁵, *lyc.*³, lyss.³, **med.**³⁺⁸⁸, *nat-m.*⁷⁺⁵⁹, nit-ac.³, phos.³, plb.³, puls.⁸⁸, sanic.⁷, senec.³⁺⁷, sep.⁸⁸, *sil.*⁵⁺⁷, stram.⁷, *sulph.*⁵⁺⁷, verat.⁸⁷

Symptôme intéressant qu'on retrouve chez beaucoup d'enfants autistes. Il permet souvent de confirmer la prescription d'*Arsenicum*, de *Lyco*, de *Natrum mur*, de *Silicea*, de *Sulfur* ou de *Médorrhinum*. Dans tous les cas, c'est un signe d'anxiété.

31) **Grincement des dents pendant le sommeil** : *acon.*, Agar., ant-c., **ars.**, asaf., **bell.**, *bry.*, calc., **Cann-i.**, *Carc.*⁸⁸, caust., **cina.**, *coff.*, colch., con., *crot-h.*, *hell.*, *hyos.*, ign., Kali-br., Kali-c., Kali-p., Lac-d., *merc.*, *Mygal.*, Nat-m.⁸⁸, Nat-p., Plan., *plb.*, *podo.*, Psor., *Sant.*, sep., *stram.*, sulph.²⁸, thuj., **Tub.**, *verat.*, zinc.

C'est l'un des symptômes caractéristiques des enfants qui ont des parasites (vers). Si, en plus, s'ajoutent les symptômes suivants : l'irritabilité, l'enfant se gratte souvent le nez et l'anus, qu'il est pâle et cerné (et parfois même, qu'il fait pipi au lit), le remède est sans doute... *Cina*.

32) **Transpiration des pieds avec mauvaise odeur** : am-c., am-m., Anan., Arg-n., ars., ars-i., Arund., **bar-c.**, Bufo., calc., calc-s., Carb-ac., carb-s., Carc.[87], Cob., coloc., cycl., fl-ac., **graph.**, **kali-c.**, kalm., **lyc.**, nat-m., **nit-ac.**, petr., phos., plb., psor., puls., rhus-t., sanic., sec., sep., **sil.**, staph., sulph., **tell.**, **thuj.**, zinc.

Ce symptôme, qui n'est pas rare, permet souvent de confirmer le choix que la totalité des symptômes indique, notamment, de *Baryta carb, Lycopodium, Silicea* et *Thuya*... qui sont tous des remèdes qu'on retrouve dans la rubrique « suite de vaccination ».

33) **Myositis** : **acon.**$^{-2'}$, *ant-c.*$^{-2}$, *ant-t.*$^{-2}$, *arn.*$^{-2}$, asaf.$^{-2}$, *bell.*$^{-2}$, blatta.$^{-2}$, *bry.*$^{-2}$, *calc.*$^{-2}$, calc-f.$^{-2}$, chin.$^{-2}$, *cimic.*$^{-2}$, cordy.$^{-2}$, echi.$^{-2}$, form-ac.$^{-2}$, gins.$^{-2}$, ham.$^{-2}$, hep.$^{-2}$, kali-i.$^{-2}$, **mag-p.**$^{-2'}$, *merc.*$^{-2}$, *mez.*$^{-2}$, mmr., nux-v.$^{-2}$, perh.$^{-2}$, phyt.$^{-2}$, plb.$^{-2}$, **puls.**$^{-2}$, ran-b.$^{-2}$, *rhus-t.*$^{-2}$, *ruta.*$^{-2'}$, *sang.*$^{-2'}$, staph.$^{-2}$, *sulph.*$^{-2}$, sys-co.$^{-2}$, *thuj.*$^{-2}$, toxo.$^{-2}$, tub.

La plupart des enfants souffrent de faiblesse musculaire et de problèmes de coordination. Il n'y a pas forcément de diagnostic de myositis / myosite? ou de myopathie, mais cette rubrique m'a tout de même orienté vers *Magnesia Phos*, dont l'utilisation sous forme de sels de Schuessler a donné des résultats non seulement au niveau musculaire mais aussi une amélioration du sommeil et une diminution de l'irritabilité.

34) **Incoordination des membres** : *agar.*, **alum.**, arg-n., bell., calc., carb-s., caust., chlol., coca., cocc., **con.**, cupr., gels., merc., *onos.*, *ph-ac.*, *phos.*, plb., sec., *stram.*, *sulph.*, tab., zinc.

Symptôme fréquent sans doute lié à la faiblesse musculaire. La prescription du « similimum », du remède correspondant à la totalité des symptômes, apporte souvent une amélioration significative et rapide de ces problèmes de coordination. Et même si *ROR (MMR)*,

DTP ou *Carcinosinum* ne font pas partie de la rubrique, ils sont à considérer.

Résumé du chapitre : « Une vision homéopathique des symptômes »

1) Les symptômes ne sont pas la maladie; ils sont l'expression de la maladie. Ils traduisent une façon de dire… « regarde plus loin, plus en profondeur ».

2) Les symptômes n'ont pas tous la même valeur. À intensité égale, un symptôme mental est plus important qu'un symptôme émotionnel… qui lui-même est plus important qu'un symptôme physique.

3) La fréquence d'apparition d'un symptôme, tout comme l'intensité à laquelle il se manifeste, sont des facteurs qui élèvent la valeur de ce symptôme.

4) La prescription du remède homéopathique se fait à partir de… « la totalité des symptômes » ayant une forte valeur. Cette totalité des symptômes du patient doit s'accorder à une certaine totalité des symptômes du remède.

9) LES GRANDS REMÈDES HOMÉOPATHIQUES D'AUTISME

Introduction

1) L'expérience enseigne que certains remèdes homéopathiques sont plus utilisés que d'autres dans les cas d'autisme parce qu'ils couvrent mieux « la totalité des symptômes » de la plupart des cas.

2) Ce chapitre fait la présentation d'environ 25 remèdes, de leurs caractéristiques principales et des symptômes particuliers auxquels ils sont associés dans les problématiques d'autisme, et qui, selon mon expérience, apportent des résultats significatifs dans le traitement des cas d'autisme.

Pour bien comprendre la présentation des remèdes

Voici quelques éléments qui faciliteront la lecture des caractéristiques des 20 remèdes présentés dans ce chapitre.

a) La 1ère partie de la présentation du remède porte sur l'essence du remède, c'est-à-dire sur les grandes caractéristiques générales et psychologiques qui lui sont associées. Cette « essence » des remèdes nous vient de grands homéopathes mondialement reconnus comme R. Sankaran (Inde), G. Vithoulkas (Grèce), D. Grandgeorge (France) et R. Murphy (États-Unis).

b) La seconde partie fait une énumération de plusieurs des principaux symptômes qu'on retrouve dans les cas d'autisme et qui sont associés à l'utilisation de ce remède.

c) Ces symptômes sont accompagnés d'un commentaire tiré de mon expérience.

d) Les deux chiffres à la fin de la présentation du symptôme (exemple 3/15) font référence aux caractéristiques suivantes :

- Le 1er chiffre indique à quel point ce remède est important pour le traitement de ce symptôme (1 = peu important; 2 = assez important; 3 = très important).

- Le second chiffre indique le nombre d'autres remèdes présents dans la rubrique et reconnus pour également traiter ce symptôme. Plus le nombre de remèdes connus pour pouvoir traiter un symptôme est rare (3, 4 ou 10 autres remèdes), plus ce symptôme est considéré comme caractéristique et donc intéressant. Au contraire, si 100 remèdes peuvent traiter tel ou tel symptôme, celui-ci est considéré comme étant plutôt banal ou commun.

La liste des symptômes est tirée d'un ouvrage qui se nomme « Répertoire homéopathique ». Les répertoires que j'utilise sont le logiciel PC Kent2 et le répertoire de R. Murphy.

Enfin, tous les symptômes énumérés ci-bas sont des symptômes que j'ai rencontré au cours des 10 dernières années chez des enfants vus en consultation.

1) ROR (rougeole – oreillons – rubéole) - MMR en anglais
Généralités

Le remède homéopathique *ROR* est fabriqué à partir du vaccin ROR.

Depuis plus de 20 ans, partout dans le monde, des parents ont imputé, attribué, associé l'autisme de leur enfant à ce vaccin. Et depuis plus de 20 ans, les « études scientifiques » réfutent cette possibilité... qui pourtant perdure et semble s'amplifier. Qui a raison? La science ou les parents?

Pour ma part, dans tous les cas de traitement d'un enfant diagnostiqué d'un trouble du spectre de l'autisme, il faut prescrire *ROR*.

On peut le prescrire pour deux raisons :

a) Soit pour « désintoxiquer » l'enfant des effets secondaires possibles du vaccin *ROR*.
b) Soit parce que plusieurs symptômes qui affectent l'enfant sont similaires à ceux qu'on retrouve dans la pathogénésie du remède.

J'ai beaucoup appris sur l'utilité du remède *ROR* en suivant les cours d'un grand homéopathe Australien, dont l'une des spécialités est le traitement des enfants autistes, le docteur Isaac Gold.

À mes débuts avec ce remède, je l'ai d'abord prescrit en 30 et en 200. Aujourd'hui, je crois qu'il faut, au minimum, débuter par une dilution de 200 qui a alors intérêt à être répétée, tous les jours, pendant une semaine.

Mais avec le temps et l'expérience, j'ai osé de plus en plus fréquemment prescrire ROR en dilution de 10 000 ; parfois même en 50 000.

Comme toujours, il faut comprendre que, généralement, l'emploi de hautes dilutions (10M ou 50M) implique :

a) une diminution de la fréquence de la répétition des doses.
b) un degré important de certitude que le remède est bien indiqué (moins on est certain du degré de similitude du remède avec le patient, plus il est justifié d'employer de basses dilutions/dynamisations).

ROR (rougeole – oreillons – rubéole)

Ce remède correspond aux symptômes suivants :

Autisme : (4/35) On prend en compte ce symptôme soit parce qu'il y a un diagnostic médical confirmé, soit parce que plusieurs symptômes importants de l'autisme affectent l'enfant.

Autisme, suite de vaccination : (4/20) Il n'est jamais facile d'incriminer la vaccination comme étant la cause certaine d'un effet secondaire quand on sait que, dans nombre de pays, un ou deux vaccins sont administrés le jour même de la naissance. Comment alors évaluer qu'un enfant est devenu autiste au 1er jour de son existence ou que son incapacité de parler à l'âge de 4 ans a été causé par un vaccin reçu en naissant ou à l'âge de 2 ou 4 mois? Cependant, il existe des cas où les parents ont remarqué un changement clair et important du comportement de l'enfant après une vaccination (à 12 ou 18 mois); soudainement, l'enfant ne parlait plus, ne jouait ou ne riait plus, n'avait plus aucun désir d'interaction avec les proches, etc.

Parler, lent à apprendre : (4/17) L'incapacité ou la difficile maîtrise du langage est un symptôme qui affecte la plupart des enfants souffrant du spectre de l'autisme et qui a comme conséquence notamment d'enfreindre les capacités de communication avec les autres. Trois remèdes sont des médaillés d'or associés à ce symptôme : *ROR, DTP* et *Natrum mur.*

L'enfant souffre d'anxiété : (2/+-50) Il anticipe de nombreuses situations qui le conduisent hors de sa zone de confort et il en souffre (énervement, crise de panique, etc.).

Concentration difficile : (2/+-150) Si certains de ces enfants semblent incapables de se concentrer à l'école, il n'est cependant pas rare qu'ils puissent remarquablement le faire lorsqu'ils jouent sur leur téléphone ou ordinateur.

Ne peut supporter qu'on le dévisage: (4/15) Symptôme fréquent chez nombre d'enfants autistes qui n'ont aucun désir de croiser le regard des gens. (Peut traduire une sensibilité à un certain type de « magnétisme ! »)

Enfant qui désire frapper : (1/7) C'est un mode d'expression de nombreux enfants autistes; se frapper le visage lorsqu'ils sont excités, contrariés, irrités... ou se frapper le torse, les cuisses... ou encore, frapper les gens autour d'eux.

Peu enclins à jouer : (1/8) Je crois que ce symptôme réfère surtout à l'incapacité de certains de ses enfants à pouvoir ou savoir jouer avec d'autres enfants. Il est possible que l'incapacité de communiquer, c'est-à-dire l'absence de maîtrise du langage, soit la cause de ce problème.

Obsessions, compulsions : (3/+-25) Elles sont nombreuses. Plusieurs sont reliées à une compulsion que tout soit en ordre, rangé d'une façon spécifique. Les obsessions peuvent aussi être reliées au temps et à la nécessité de maintenir un horaire précis. I y a de fait un grand nombre d'obsessions et elles ont comme caractéristique commune d'être liées à une certaine rigidité de fonctionnement. (3/25)

Mordre : (1/3) Voilà un symptôme que l'on retrouve souvent chez les enfants qui ont aussi une propension à frapper.

Retard mental : (2/30) Ce symptôme est très intéressant dans la mesure où plusieurs enfants ayant suivi un traitement homéopathique ont vu leur QI s'accroître. Cette information a été confirmée par le fait qu'en Corée du Sud, de nombreux parents font passer ce type de test assez souvent à leur enfant. (3/+-30)

Retard du développement physique et psychique : (3/25) Ce retard est parfois aussi observé chez les enfants trisomiques (dont *Baryta carb.* est un grand remède).

Retard mental, après vaccination : (2/10) Ce symptôme qu'on retrouve dans les répertoires homéopathiques est parfois difficile à corroborer. Comment savoir que le retard mental d'un enfant est dû à une vaccination alors que celui-ci a été vacciné le jour de sa naissance, comme c'est régulièrement le cas dans de nombreux pays ? 2/10)

Convulsions suite de vaccination : (2/6) Difficile de prouver que les convulsions d'un enfant puissent avoir été provoquées par un vaccin sauf lorsque celles-ci débutent quelques heures ou quelques jours après tel ou tel vaccin. Si c'est le cas, nous retrouverons facilement les réponses suivantes : *Silicea, DTP* et *ROR,* qui sont souvent également des remèdes répondant à la totalité des symptômes.

Faiblesse des muscles : (1/+-30) Ce symptôme est fréquent et il est souvent accompagné de problèmes de coordination, par exemple certaines difficultés à marcher, à courir ou à utiliser correctement les mains pour tenir des objets.

Inflammation des nerfs : (3/+-100) Ce symptôme conduit parfois à de la douleur et, souvent, à une faiblesse musculaire et à des problèmes de coordination.

2) DTP (diphtérie – tétanos - coqueluche)
Généralités

Selon moi, dans tous les cas de traitement d'un enfant diagnostiqué d'un trouble du spectre de l'autisme, il faut prescrire *DTP*

On peut le prescrire pour deux raisons :

a) Soit pour « désintoxiquer » l'enfant des effets secondaires possible du vaccin DTP (diphtérie – tétanos – coqueluche).

b) Soit parce que plusieurs symptômes qui affectent l'enfant sont similaires à ceux qu'on retrouve dans la pathogénésie du remède.

J'ai beaucoup appris sur l'utilité du remède *DTP* en suivant les cours du docteur Isaac Gold.

Avec l'expérience et le temps, il m'a semblé que les résultats positifs suite à la prescription de *DTP* dépassaient assez souvent ceux qui peuvent suivre la prescription de *ROR*.

À mes débuts avec ce remède, je l'ai d'abord prescrit en dilution/dynamisation de 30 et en 200.

Cependant, avec le temps et l'expérience, j'ai osé de plus en plus fréquemment prescrire *DTP* en dilution de 10 000 ; parfois même en 50 000.

Symptômes

Autisme : (2/35) Voir *ROR*.

Autisme, suite de vaccination : (3/20) Voir *ROR*.

Enfant hyperactivité : (2/25) Ce symptôme distingue *DTP* de *ROR*.; l'incapacité de demeurer assis à la table, en classe ou au lit, sont 3 illustrations, parmi beaucoup d'autres, de cette hyperactivité. Le remède *DTP* (tout comme *Arsenicum Album*) sont parmi les remèdes qui soulagent le mieux ce symptôme (lorsque la « totalité des symptômes » justifie la prescription).

Anticipation : (2/+-50) Anticiper, appréhender, se faire du souci pour ce qui est à advenir. Un nombre considérable d'enfants autistes ont de la difficulté à marchander facilement avec tout ce qui sort de la routine et de l'univers qu'ils connaissent bien. Problèmes d'adaptation.

Concentration difficile, enfant : (2/150) Voir *ROR*.

Crier, enfant : (2/25) : Les cris sont parfois poussés spontanément, sans raisons apparentes. Ils peuvent aussi être le produit d'une contrariété. Dans les cas extrêmes, on les retrouve dans les épisodes de délire.

Dévisage, ne peut supporter : (2/15) : Voir *ROR*.

Répète la même chose : (2/2) Voilà un merveilleux symptôme que j'ai découvert grâce à Isaac Gold. Nombre d'enfants autistes sont des champions de la répétition sans fin d'une question, d'un mot, d'un son. Lorsque la « totalité des symptômes » le justifie, la prise de DTP atténue ou fait complètement disparaître ce symptôme.

Frapper, chez les enfants : (3/7) Voir *ROR*.

Irritabilité, enfants : (3/25) Les principaux remèdes d'irritabilité chez les enfants sont *Chamomilla* (irritabilité et douleurs), *Cina* (l'enfant infesté de vers), *Tuberculinum* (avec de nombreux épisodes de problèmes ORL) et enfin *DTP*. Ce symptôme d'irritabilité intense et fréquente chez *DTP* est souvent concomitant à l'hyperactivité (et je le soupçonne aux effets secondaires d'une vaccination). Il faut se poser la question dans tous les cas de TDAH.

Parler, lent à apprendre : (3/17) Trois remèdes sont des médaillés d'or associés à ce symptôme : *ROR, DTP…* et *Natrum mur.*

Obsessions : (2/25) Voir *ROR*.

Mordre, enfant : (3/3) Voir *ROR*.

Parler, lent à apprendre : (3/17) Voir *ROR*.

Retard mental, enfant : (2/+-30) Voir *ROR*.

Retard mental, après vaccination : (2/10) Voir *ROR*.

Convulsions, suite de vaccination : (2/3) Voir *ROR*.

Touché, aversion à être : (2/+-30)

Apprentissage, troubles : (2/+-30)

Eczéma après vaccination : (2/3) Encore une fois, difficile de prouver qu'un eczéma plus ou moins chronique chez un enfant autiste puisse être causé par la vaccination. Cependant, c'est un symptôme dont il faut tenir compte lorsque la « totalité des symptômes » justifie le remède et, dès lors, l'eczéma s'atténuera rapidement ou disparaîtra.

Ce qui est caractéristique de l'eczéma chez *DTP*, même si celui-ci peut couvrir toutes les parties du corps, c'est la localisation : derrière les genoux ou au pli du coude.

Dans tous les cas, il importe de suggérer aux parents de cesser complètement la prise de produits laitiers, tout au moins pour un certain temps, question de voir si l'enfant souffre également d'allergies.

Allergies aux aliments : (2/+-100) Les allergies aux aliments peuvent se manifester par une multitude de symptômes (eczéma, difficulté respiratoire, trouble de la digestion, mal de tête, irritabilité, inflammations, etc. Elles ne sont pas toujours faciles à détecter.

Cependant, comme nous l'avons vu précédemment, pour nombre d'enfants autistes, les produits laitiers bovins, le gluten, ainsi que la nourriture chimique, industrielle et artificielle, vont souvent entraîner des effets secondaires qui se matérialiseront sous forme de symptômes.

Parmi les quelques remèdes de terrain souvent prescrits aux enfants autistes souffrant également d'allergies alimentaires, on retrouve notamment, en plus de *DTP, Arsenicum album, Mercurius, Carcinosinum, Natrum mur* et *Sulfur*.

À noter que certains médicaments pharmaceutiques vont également entraîner des réactions allergiques.

Allergies manifestées par une rhinite : (2/15) Mon expérience avec les enfants autistes m'a enseignée qu'un grand nombre de ceux-ci souffrent de problèmes respiratoires tels que nez bouché (notamment la nuit) et/ou rhinites plus ou moins constantes. Celles-ci sont souvent des réactions provenant d'une allergie à certains aliments.

3) Natrum Mur.
Généralités

Tous les homéopathes connaissent bien ce remède, notamment, pour ses indications dans les cas de suite de peines d'amour et de chagrins.

L'une des caractéristiques principales du remède est cette une difficulté à dire... à exprimer... la souffrance et la tristesse qui sont profondément enfouies à l'intérieur du sujet.

À cette inhibition des sentiments, s'ajoute, pour les enfants autistes, une autre caractéristique dont *Natrum mur* est le principal remède (avec *DTP* et *ROR*) soit le retard à apprendre à parler.

Chagrins, inhibition, difficulté à parler et à exprimer... voilà quelques traits qui s'appliquent assez bien à nombre d'enfants autistes (et parfois aussi aux parents de ces enfants !).

L'essence du remède est correctement décrite ci-dessous par certains des grands homéopathes modernes.

- La grande pathologie de *Natrum Muriaticum* est l'incapacité à donner ou à recevoir l'Amour. Le sujet est sensible. Il construit un mur pour se protéger car il craint d'être blessé. Il se sent facilement coupable et il a de la difficulté à exprimer ses émotions. **(Murphy)**

- La caractéristique sous-jacente à toute la pathologie de *Natrum Muriaticum* est l'introversion, née de la grande vulnérabilité du sujet aux chocs émotionnels. **(Vithoulkas)**

- *Natrum Muriaticum* se mure en lui-même, dans une superbe réserve. Il parle tard et peu, ne raconte rien de ce qui se passe dans sa vie (à l'école par exemple). **(Grandgeorge)**

Comme toujours, la prescription du remède sera basée sur « la totalité des symptômes » c'est-à-dire sur une correspondance entre les différentes manifestations pathologiques émotionnelles et générales du sujet et les principaux symptômes associés au remède.

Presque tous les enfants autistes qui ont fait l'objet d'une consultation ont, à un moment ou à un autre, reçu une prescription de *Natrum mur*. Tout comme *ROR* et *DTP,* la prescription de *Natrum mur* est, pour moi, quasi incontournable dans le traitement des enfants autistes.

Les aggravations sont possibles, notamment au niveau du caractère qui pourra devenir plus irritable.

Mais le changement le plus remarquable suite à la prescription de *Natrum Mur.* est souvent l'apparition ou l'amélioration au niveau du langage. Apparition de nouveaux mots, de phrases plus longues, communication d'émotions jusqu'alors jamais exprimées.

Bien que j'aie souvent adjoint à mes prescriptions des sels de Schuessler, (notamment *Natrum Mur.* en 6d (6x)), avec le temps et l'expérience, j'ai constaté de bons résultats avec des doses de 10 ou 50M.

Symptômes

Autisme, vaccination, suite de : Voir *ROR*.

Parler, lent à apprendre : (3/17) Trois remèdes sont des médaillés d'or associés à ce symptôme : *ROR, DTP...* et *Natrum mur.*

Obscurité, peur de l' : (1/+-30) Ce symptôme est fréquent chez ces enfants. Souvent compensé par le fait de dormir avec la maman ou dans la chambre des parents ou encore à la lumière d'une veilleuse. (Lorsque la peur ? panique de l'obscurité est un symptôme fondamental de l'enfant, il faut penser à *Stramonium*)

Dévisagé, ne supporte pas d'être : Voir *ROR*.

Irritabilité chez les enfants : (1/25) Bien que ce remède ne soit noté qu'en « 1 » dans la rubrique, il mérite, à mon sens, d'être considéré en « 3 » tant la somme des contrariétés auxquelles ces enfants ont à faire face est énorme.

Peur des chiens : (1/15) Symptôme fréquent chez plusieurs enfants autistes. *Natrum mur* est aussi un remède pour qui a peur des araignées.

Pleurer suite de réprimandes : (1/11) Tout comme *Calcarea carb, Carcinosinum* et *Lycopodium...* l'enfant associé à une totalité de symptômes justifiant la prescription de *Natrum mur* réagira très mal au fait de se faire gronder ou reprocher des gestes ou certains comportements.

Obsessions : (2/25) Voir *ROR*.

Salées, désir de choses : (3/+-40) Les désirs alimentaires, les goûts intensément recherchés, sont des éléments caractéristiques qui très souvent aident à confirmer un remède. De forts désirs alimentaires sont souvent présents chez nombre d'enfants autistes (sucre, aliments épicés ou salés, fort désir de viandes, etc.).

Soif importante : (3/=-150) Ce désir d'aliments salés entraîne bien sur une soif importante, autre signe qui aide à considérer le choix de *Natrum Mur.* et de quelques autres remèdes.

Désir d'aliments farineux : (2/6) Certains parents savent combien la diète de leur enfant pourrait n'être constituée que d'aliments farineux (nouilles, pains, etc.) s'il n'en tenait qu'à leur enfant. Un autre signe particulièrement significatif conduisant à considérer la prescription de *Natrum Mur.*

Constipation chez les enfants : (2/25) En homéopathie, il existe des centaines de remèdes de constipation. Cependant, si celle-ci est liée aux enfants (moins de 10 ans), on retrouve *Natrum Mur.*

Selon mon expérience, la quasi-totalité des enfants autistes sont constipés. Ce qui est cependant caractéristique dans la constipation de *Natrum mur*, ce sont les selles « en crottes de mouton ».

Allergies manifestées par une rhinite : (2/15) Certains enfants ont quasi continuellement le nez qui coule. Parmi les causes possibles de ce symptôme, il faut voir du côté d'allergies causées par les pollens, les fleurs, les acariens et possiblement une allergie alimentaire.

Selles crottes de mouton : (3/40) Elles se présentent soit comme une multitude de petites boules séparées les unes des autres, soit comme des selles plus volumineuses, cependant constituées de petites crottes.

Maigreur malgré appétit dévorant : (3/18) *Natrum mur* est l'un des grands remèdes de ces enfants qui mangent sans arrêt, en grande quantité, et qui demeurent pourtant maigres.

Verminose : (2/40) De très nombreux enfants autistes manifestent de nombreux signes de verminose (prurit de nez et/ou de l'anus, grincement des dents la nuit, irritabilité, pipi au lit, cernes sous les yeux, pâleur du visage…).

Natrum Mur. est l'un des remèdes qui modifie le terrain (évidemment il faut corriger le régime alimentaire), tout comme le font *Cina, Sulfur, Silicea* et quelques autres.

Mal de tête après surexcitation : (3/+-30) *Natrum mur* est certainement l'un des plus importants remèdes de maux de tête qui ont tendance à se répéter constamment. Difficile de savoir si c'est le cas chez les jeunes enfants autistes, mais à compter d'un certain âge, lorsque l'enfant maîtrise un minimum de signes ou de mots lui permettant de communiquer, on retiendra que de trop violentes émotions peuvent entraîner un mal de tête.

(L'un des mes enseignants, le docteur Ron Harris, faisait de *Natrum mur* 6x le premier remède à prescrire chez les gens souffrant régulièrement de maux de tête. Très souvent, on verra après une ou deux semaines, une modification de l'intensité ou de la fréquence de ces douleurs).

Langue en « carte de géographie » : (2/28) L'observation de la langue est l'un des éléments clés du diagnostic en médecine chinoise. Pour ce qui est de l'homéopathie, voir une langue laissant apparaître comme des îlots de couleurs et de textures différentes à sa surface (telle une carte de géographie) conduit ce signe à être retenu dans l'élaboration de la totalité des symptômes qui serviront ultimement à faire le choix du (ou des) remèdes à prescrire.

Ronger les ongles : (2/30) Ce qui fait l'intérêt de ce type de symptômes, c'est l'intensité avec laquelle ce comportement se manifeste. À mettre dans la même catégorie, *Lycopodium* et surtout *Medorrhinum*.

4) Lycopodium
Généralités

Au fil des consultations, ce remède a pris de plus en plus d'importance. Tant et si bien qu'une quantité importante des enfants se le sont vu prescrire… avec, dans la plupart des cas, des résultats significatifs.

La première « qualité » qui justifie la prescription de ce remède est sa « douceur » d'action, c'est-à-dire cette capacité à produire des modifications positives sans produire d'aggravations.

Lycopodium est un remède important de dyslexie (symptôme qui afflige plusieurs enfants autistes... en plus de d'autres symptômes de déficience au niveau du langage).

L'un des résultats les plus souvent constatés suite à la prescription du remède (lorsque celle-ci était supportée par « la totalité des symptômes ») est un accroissement significatif du niveau de « confiance en soi ». L'enfant est souvent plus apte à entreprendre des activités ou à adopter des comportements nouveaux.

- Ça peut être un enfant timide, sensible, qui se sent rabaissé par un parent dominateur ou un membre de la famille. Le doute s'insinue alors dans sa tête. Il se demande s'il est correct, s'il fait bien. **(Murphy) répétition ci-dessous**.

- L'individu *Lycopodium* veut retrouver le pouvoir, la puissance, la dignité perdue mais, en quelque part, il manque de confiance en lui. Il manque d'ouverture d'esprit, en particulier sur le monde gauche, celui des sentiments. **(Grandgeorge)**.

- Ça peut être un enfant timide, sensible, qui se sent rabaissé par un parent dominateur ou un membre de la famille. Le doute s'insinue alors dans sa tête. Il se demande s'il est correct, s'il fait bien. **(Murphy) répétition ci-dessus.**

- C'est un important remède de dyslexie. **(J. Lacombe)**.

En ce qui me concerne, aucun remède n'a donné autant de résultats franchement significatifs sans, qu'en parallèle, très peu d'aggravations se soient déclenchées. En clair, *Lycopodium* a une action profonde mais douce.

Ces effets se manifestent à tous les niveaux (physique, émotionnel et mental), notamment par un « éveil » au niveau mental et par un accroissement du calme au niveau émotionnel.

Suite à la plupart des consultations, ce remède apparaîtra dans la série des premiers couvrant « la totalité des symptômes ».

Symptômes

Autisme, suite de vaccination : (1/20)

Autisme : (2/50) Voir ROR.

Manque de confiance en soi : (4/60) Est-ce que tous les enfants autistes manquent de confiance en soi? La plupart ont tendance à manifester de grandes appréhensions face à tout ce qui est nouveau (rencontre d'étrangers, nouvelles activités, visites de nouveaux lieux, etc.).

Autoritaire : (2/21) Oui, certains enfants agissent comme de véritables dictateurs. Ils sont entêtés, impatients, manifestent des comportements qui n'admettent pas de compromis. *Lycopodium* tout comme notamment *Cuprum* et *Mercurius* sont à considérer.

Irritabilité enfant : (1/25) Bien que l'expérience des homéopathes du monde entier attribue une cote de 1 point pour *Lycopodium* à ce symptôme, ce chiffre serait sans doute révisé à « 3 » si l'on considérait que l'enfant est autiste… et autoritaire… et impatient…

Colère violente : (2/35) Chez un certain nombre d'enfants, les contrariétés font naître des colères et des rages incontrôlables. Chaque symptôme dont l'intensité est forte mérite d'être retenu dans les choix qui établiront le tableau de « la totalité des symptômes ».

Ne tolère pas la contradiction : (3/40) Ce symptôme est l'un des symptômes caractéristiques de *Lycopodium*. Il est l'une des manifestations du caractère autoritaire, irritable, impatient de l'enfant. Suite à la prise de *Lycopodium*, la plupart des enfants éprouveront un état de calme qui atténuera les réactions trop vives engendrées par les oppositions auxquelles ils ont à faire face.

Désir de frapper chez les enfants : (2/7) Symptôme assez fréquent chez nombre d'enfants autistes, particulièrement si le caractère est… dominateur, irritable, etc.

Dyslexie, troubles de l'apprentissage : (3/30) Bien que plusieurs remèdes importants soient associés au problème de dyslexie (*ROR, DTP, Mercurius, Calcarea, Carcinosinum* et *Baryta Carb.*), *Lycopodium* est celui qui engendre le plus de commentaires significatifs quant à l'atténuation de ce problème.

Pour bien mesurer les effets d'un remède, il n'est pas inutile de questionner non seulement les parents mais, lorsque cela est possible, d'avoir l'avis des enseignants à l'école.

Ronger les ongles : (2/30) Ce qui fait l'intérêt de ce type de symptômes, c'est l'intensité avec laquelle ce comportement se manifeste. À mettre dans la même catégorie *Natrum mur* et surtout *Medorrhinum*.

Énurésie, enfant : (2/17) Un assez grand nombre d'enfants autistes font pipi au lit... jusqu'à un âge assez avancé. Comme toujours, pouvoir déceler la cause d'un symptôme et identifier le remède qui s'adresse à cette cause assure la meilleure prescription. L'infestation par les vers (parasites) conduit à une énurésie de type *Cina*. L'emploi de *Lycopodium* peut correspondre à plusieurs causes, notamment à la peur... et peut-être même particulièrement à celle que le père occasionne chez l'enfant.

Constipation, enfant : (2/25) Voir *Natrum mur*.

Désir de sucreries : (3/+-50) Le sucre industriel est un poison. L'enfant autiste qui en consomme beaucoup subira de nombreuses conséquences de son désir excessif de sucrerie. Généralement, une accentuation des problèmes de caractère (irritabilité, hyperactivité, émotivité...) et l'intensification de nombreux autres problèmes digestifs.

Si *Lycopodium* aide à corriger la dépendance aux sucreries, il faut également que les parents mettent en place un régime qui restreint cette dépendance.

Dans le traitement de l'autisme, un « bon régime » contribue toujours à une certaine amélioration de l'état général (10% ? 30% ? - cela dépend des enfants). Certains naturopathes affirment avoir, dans certains cas, obtenus une rémission quasi complète de l'autisme.

Scoliose : (2/+-60) La 1ère fois qu'une expérience concluante de traitement homéopathique d'une scoliose m'a été rapportée, ce fut par l'une mes étudiantes. Un cas de *Sulfur*. Je peux maintenant ajouter à ce succès des dizaines d'autres « enlignements » de la colonne vertébrale grâce à des prescriptions homéopathiques.

Car, étrangement, un pourcentage important des enfants autistes traités en Corée du Sud, souffrent de strabisme et de scoliose. Dans les 2 cas, je m'interroge sur la récurrence des échographies que doivent subir les mères enceintes (parfois jusqu'à neuf !).

Quoiqu'il en soit, il n'est pas rare qu'après quelques mois de traitement homéopathique, on m'ait affirmé que la posture avait changée ou que le médecin avait renversé son diagnostic.

Allergies aliments : (3/100) Voir *DTP*.

Strabisme : (2/50) J'ai rencontré très souvent ce symptôme chez les enfants autistes de la Corée du Sud. Si j'avais à parier sur une cause, je miserais sur les très nombreuses échographies que l'on fait subir aux mamans.

Quoiqu'il en soit, l'amélioration de la vision (et la diminution du strabisme) sont souvent une conséquence remarquable de la prescription homéopathique. Lorsque le strabisme est divergent (œil qui regarde vers l'extérieur), il faut penser à *Natrum mur*.

Obstruction du nez la nuit : (2/+-150) Bien que de nombreux remèdes soient associés à ce symptôme, je donne une médaille d'or à *Lycopodium* qui a certainement été, de tous les remèdes, celui qui a le plus souvent conduit à une amélioration significative de ce symptôme. Bien sûr, prescrit sur la base de la « totalité des symptômes ».

5) Arsenicum Album
Généralités

Pour Sankaran, les caractéristiques d'*Arsenicum Album* sont : insécurité, solitude, sentiment de non-appartenance associée à de nombreuses peurs.

Le monde est perçu comme menaçant, chaotique. Le sujet a un besoin presque compulsif pour l'ordre, le rendant tatillon et extrêmement consciencieux. C'est un remède du terrain associé au cancer.

Pour Sankaran, les premiers signes sont souvent des problèmes de peau… qui seront supprimés et qui pourront engendrer des maux de gorge, des rhumes qui seront aussi supprimés jusqu'au début des crises d'asthme…

Parmi les étiologies importantes du remède, on peut penser aux guerres, à la pauvreté, aux maladies qui ont rendu le sujet plein d'insécurités. Le sujet est donc asthmatique, malade, dépossédé de quelque chose, anxieux, agité, possessif et égoïste : il est *Arsenicum Album*.

Symptômes

Autisme et autisme suite de vaccination : (0/20) Dans les répertoires que j'utilise (MURPHY, LOGICIEL PX KENT2), *Arsenicum album* ne figure pas dans les rubriques reliées à l'autisme.

Cependant, de très nombreux symptômes affligeant fréquemment ces enfants justifient l'utilisation de *Arsenicum*, notamment l'anxiété, l'agitation, la compulsion à se frapper la tête, un état de faiblesse et de frilosité chronique.

Dyslexie, troubles de l'apprentissage : (2/+-30) Voir *Lycopodium*.

Perfectionniste : (3/40) Ici, le perfectionnisme fait référence à un comportement « tatillon » à outrance. On pourrait parler d'obsessions. Dans le cas des enfants autistes, la façon de ranger de façon très précise certaines choses (jouets, vêtements, etc.) peut être qualifiée de perfectionnisme.

Ronger les ongles : (2/+-30) Voir *Natrum mur.*

Obsessions, compulsions : (3/25) Voir *ROR*.

Frapper chez les enfants : (2/7) Voir *DTP*.

Frapper soi-même sa tête : (1/3) C'est un symptôme que j'ai rencontré chez environ 10% des enfants autistes. Il se manifeste généralement à la suite d'une contrariété ou un fort degré d'excitation. Il suffit parfois d'une seule dose d'*Arsenicum* (ou de *Stramonium*) pour voir ce comportement se modifier totalement.

Suite d'anticipation : (3/50) Voir *DTP*.

Hyperactivité chez les enfants : (2/25) Voir *DTP*.

Allergies aux aliments : (3/+-100) Voir *DTP*.

Obstruction du nez : (3/+-200) Voir *Lycopodium*.

Éruptions prurigineuses, se gratte jusqu'au sang : (3/12) C'est l'une des grandes caractéristiques d'*Arsenicum* (et de *Psorinum*). Que ce soit un chat, un chien ou un humain, lorsque le prurit est si violent qu'il incite le sujet à se gratter de façon excessive, il faut penser à *Arsenicum*. À mon sens, bien que *DTP* ne soit pas dans la rubrique, il méritait d'y être ajouté.

Aversions aux fruits : (3/8) Voici un symptôme très particulier (il n'y a que 8 remèdes dans la rubrique) et qui se voit chez certains enfants autistes affichant une aversion complète à tous les fruits. Si la totalité des symptômes le confirme, *Arsenicum* (mais également souvent *Carcinosinum*) sont les remèdes indiqués.

Désir d'aliments très assaisonnés : (2/25) Lorsqu'un désir alimentaire est intense, il doit être pris en considération dans la série des symptômes qui constitueront le portrait de la totalité.

Frileux : (3/150) Le manque de chaleur vitale (frilosité) est un symptôme associé à de très nombreux remèdes homéopathiques (+-150).

Cela étant dit, comme toujours, une « totalité des symptômes » qui associerait... l'hyperactivité, l'anxiété, la faiblesse et la frilosité, conduirait vers un nombre restreint de remèdes, dont assurément *Arsenicum Album*.

Miction involontaire la nuit : (3/+-100) *Arsenicum* ne figure pas dans la rubrique s'adressant à l'énurésie des enfants la nuit mais, selon mon expérience, il devrait y être.

Verminose : (2/+-35) Voir *Nat Mur*.

Grincer des dents pendant sommeil : (3/+-35) L'un des symptômes importants de parasitose lorsque le symptôme est accompagné des signes suivants : prurit du nez et de l'anus, etc.

6) Carcinosinum
Généralités

L'indice le plus important qui conduit à prescrire *Carcinosinum* est le très grand nombre de symptômes affectant l'enfant.

Si, souvent, il était facile de recueillir 10 ou 15 symptômes significatifs lors de la consultation d'un enfant autiste, les enfants à qui je prescrivais *Carcinosinum* étaient affligés par un nombre démesuré de symptômes.

L'impression qui s'en dégage est celle d'un véritable univers de chaos.

Quand on y regarde de près, on constate que le profil de l'enfant correspond à celui d'un grand nombre de remèdes. De nombreux symptômes correspondent, par exemple, à *DTP*, beaucoup à *Arsenicum*, plusieurs à *Stramonium*, etc.

Ceci est souvent l'indication qui justifie une prescription de *Carcinosinum*.

Ce remède a intérêt (lorsque la totalité des symptômes le justifie) à être prescrit en haute dilution (1M, 10M, 50M).

- Le sentiment principal de *Carcinosinum* est que sa survie dépend de l'accomplissement de tâches qu'il se sent incapable d'accomplir ou de réaliser. Il ressent la nécessité d'être quelque chose qui lui apparaît au-delà de sa capacité. **(Sankaran).**

- Il existe donc un important problème de communication jusqu'à ce que, grâce à ce remède, le sujet s'aperçoit qu'on peut dire les choses...
- Incarcérés en eux-mêmes, ces patients retournent l'agressivité contre eux et souffrent d'allergies, d'insomnie, et à terme, d'un cancer. **(Grandgeorge)**

Symptômes

Autisme : (4/+-35) *Carcinosinum* est, avec *ROR*, le seul remède en 4 points dans la rubrique autisme. Plus le cas compte un très grand nombre de symptômes, plus le tout ressemble à un immense chaos, plus *Carcinosinum* doit être considéré.

Autisme suite de vaccination : (3/20) Voir *ROR*.

Hyperactivité chez les enfants : (3/24) Voir *DTP*.

Retard du développement mental chez l'enfant : (2/30) Voir *ROR*.

Retard du développement mental, suite vaccination : 2/10) Voir *ROR*

Lent à apprendre à parler : (1/17) Voir *ROR*.

Obsessions/compulsions : (3/+-25) Voir *ROR*.

Pleurer suite de réprimandes : (1/11) Voir *Nat mur.*

Sensibilité à la musique : (2/40) Un grand nombre d'enfants sont branchés sur leur Iphone pour écouter de la musique (ou jouer à des jeux). Notons que « enfant désirant jouer seul » est aussi un symptôme caractéristique de *Carcinosinum.*

Facilement offensé : (3/+-60) Cela se manifeste par des crises de colère ou des pleurs. Ce symptôme fait aussi référence à une forte sensibilité aux réprimandes. *Tuberculinum, Lyco.* et *Arsenicum* partagent aussi le fait d'être facilement offensés.

Manque de confiance en soi : (3/+- 60) Voir *Lyco.*

Jouer, enfant peu enclin à jouer avec les autres : (3/1) Il en est ainsi parfois parce que l'enfant semble être dans une bulle. Mais certains enfants jouent seuls parce qu'ils ne savent pas communiquer et que les autres enfants ont donc de la difficulté à établir le contact.

Désir de mets assaisonnés : (2/25) Tous les désirs alimentaires intenses sont importants dans le choix du remède parce qu'ils illustrent une façon pour l'individu d'atteindre (de façon temporaire) un état de bien-être.

Désir d'aliments salés : (2/+-35)

Désir d'aliments gras : (2/20)

Désir de chocolat : (2/13)

Aversion pour les fruits : (2/8) Oui, il est des enfants autistes (ou autres) qui ne veulent jamais manger de fruits. Intéressant car la prescription homéopathique va souvent modifier cette aversion.

Se ronger les ongles : (1/+-30) Voir *Natrum mur.*

Taches blanches sur les ongles : (1/12) Signe de déminéralisation qu'on retrouve chez un grand nombre d'enfants autistes et qui est partagé notamment par *Silicea* et *Tuberculinum,* et à un degré moindre par *Natrum mur* et *Lycopodium.*

Tics au niveau du visage : (2/+-80)

7) Stramonium
Généralités

Ce qui est caractéristique chez *Stramonium,* c'est la violence et l'intensité de certains symptômes.

On sent qu'une grande et forte tension envahit l'enfant, un peu comme si celui-ci était dans la jungle, la nuit, caché parce que poursuivi par des dinosaures !

- Comme le dit Kent, la première chose qui vient à l'esprit quand on songe à *Stramonium*, c'est la violence.

La personne a perdu tout contrôle, elle est destructive et même malveillante dans son comportement. **(Vithoulkas).**

- Le patient *Stramonium* sent qu'il ne peut recevoir d'aide de personne, qu'il est comme un enfant laissé seul et il a une forte impression de danger. Il se sent comme abandonné, oublié, laissé seul dans un endroit terrifiant, sauvage. **(Murphy).**

- Nombreuses peurs "**paniques**". Entre autres, peur...

    1. de l'eau (de la voir ou de l'entendre).
    2. de la noirceur (à l'entrée d'une salle de cinéma).
    3. d'être seul (qui conduit au sentiment de panique).
    4. des tunnels, des métros...
    5. des ascenseurs (où il se sentira étouffé). **(J. Lacombe)**

Ce qui est caractéristique chez *Stramonium,* c'est la violence et l'intensité de certains symptômes.

Le mot « terreur » définit bien l'état d'esprit de ce remède.

Symptômes

Autisme : (3/35) Voir *ROR*.

Hyperactivité chez les enfants : (3/25) Voir *DTP*.

Courir un peu partout : (3/20)

Délire incohérent, bruyant, furieux : (3/+-60)

Peur de l'obscurité : (3/35)

Terreurs nocturnes la nuit chez les enfants : (2/12) L'enfant crie, pleure, est agité, délire. Souvent, il n'est même pas éveillé; il fait un cauchemar.

Autisme, suite de vaccination : (1/20) Voir *ROR*.

Se frapper soi-même le visage : (1/3)

Se parler à soi-même lorsqu'il est seul : (3/3)

Comportement puéril : (3/25) Le comportement est puéril parce que l'enfant est à un stade de développement retardé. Un symptôme que *Stramonium* partage notamment avec *Baryta Carb*.

Mordre (soi-même ou les autres) : (3/25)

Crier, hurler, chez les enfants : (1/25) Voir *DTP*.

Se lacérer : (3/6) *Stramonium* est le remède champion de cette toute petite rubrique. La totalité des symptômes nous conduit à une image où il peut y avoir du délire, de la fureur, le désir de frapper, de mordre, de se frapper soi-même le visage violemment. *Stramonium* est un remède d'état de crises extrêmes.

Regard, expression effrayée : (3/18)

Concentration difficile, enfants : (2/150) Voir *ROR*.

Désir de compagnie (surtout la nuit) : (3/3)

Tripote ses organes génitaux : (2/10) En jouant avec son téléphone, en regardant la télé, en étant assis à la table… ce symptôme est d'autant plus caractéristique qu'il sera fréquent.

Indifférence à la douleur : (3/3) Un symptôme qui affecte peu d'enfants (moins de 10%) mais qui est spectaculaire. *Stramonium* et *Opium* sont les deux remèdes champions de cette rubrique.

Strabisme : (2/+-50) : J'ai été étonné du grand nombre d'enfants autistes qui, en Corée du Sud, souffraient également de strabisme. Mon intuition me suggère de croire que le grand nombre d'échographies auxquelles sont soumises les mères lors d'une grossesse (parfois 10 échographies, donc plus d'une par mois!) pourrait être la cause de ce symptôme.

Grincer des dents pendant sommeil : (2/+-35) C'est l'un des signes de la présence possible de parasites (vers).

8) Baryta Carb.

Généralités

J'ai souvent utilisé ce remède pour traiter les enfants trisomiques... parce que l'une des caractéristiques principales du remède est « le retard mental », c'est-à-dire une faible capacité de l'intelligence souvent associée à une lenteur du processus mental.

Ces caractéristiques s'appliquent aussi, bien sûr, à un grand nombre d'enfants autistes.

La peur des étrangers associée à ce remède s'explique dans certains cas par le fait que les individus correspondant à l'essence de ce remède ressentent leur inaptitude à la communication. Cela entraîne une « gêne » qui se manifeste par le désir de se cacher lorsque des personnes qu'ils ne connaissent pas se présentent devant eux.

- Ne comprend rien à rien! L'intellect est souvent ralenti, avec des difficultés pour comprendre et retenir. **(Grandgeorge)**

- Il y a souvent, dans le passé de *Baryta Carb.*, une histoire d'extrême timidité et d'incapacité à se faire des amis. Il sent que l'on rit de lui et qu'on le critique. **(Sankaran)**

- Les enfants *Baryta Carb.* sont lents pour apprendre à marcher, et, plus spécialement, pour apprendre à parler avant l'âge de 3 ou 4 ans. **(Vithoulkas)**

- Les enfants sont lents. Lents dans leur développement à tous les niveaux : mental, émotionnel et physique. Les enfants sont dociles, très timides. Ils ont une grande difficulté à apprendre. Ils ne comprennent pas. Ils sont aussi très dépendants... doivent être habillés et nourris même à un âge où d'autres le font seuls. **(Murphy)**

Symptômes

Autisme : (3/35) Voir *ROR*.

Autisme suite de vaccination : (2/20) Voir *ROR*.

Manque de confiance en soi : (4/60)

Se cache lorsqu'arrivent des étrangers à la maison : (2/1) Ce comportement est motivé par le fait que l'enfant ne se sent pas à la hauteur, incapable de communiquer, d'échanger… ce qui fait ressortir sa différence et les jugements qui s'en suivent.

Concentration difficile, enfants : (2/150)

Retard mental : (2/30) Voir *ROR*.

Lenteur de compréhension chez les enfants : (3/20) *Baryta carb* est l'un des 4 grands remèdes de lenteur de la sphère mentale. C'est définitivement un remède qui, lorsqu'il est correctement prescrit, conduit à des transformations significatives dans le domaine de l'accroissement de l'intelligence.

Troubles de l'apprentissage : (3/30) Dans le répertoire, ce symptôme fait aussi référence à la dyslexie (dont *Lycopodium* est, selon mon expérience, un remède champion).

Faiblesse de la mémoire : (3/+-200)

Comportement puéril : (3/25)

Retard du développement physique et psychique : (3/25) Voir *ROR*.

9) Calcarea Carb.
Généralités

C'est le grand homéopathe et pédiatre Didier Grandgeorge qui écrivait que, lorsqu'un enfant avait plus de 3 peurs, cela justifiait la prescription de *Calcarea Carb*.

Et les enfants autistes… ont très souvent plus de 3 peurs !

L'une des caractéristiques intéressantes du remède qui s'applique bien à un très grand nombre d'enfants est le besoin de stabilité qui, chez plusieurs enfants autistes, se manifeste souvent par un besoin de ranger les choses d'une certaine façon (toujours la même) et de faire certaines activités toujours à la même heure.

- *Calcarea Carbonica* est caractérisé par le besoin de stabilité et de sécurité. Pour cette raison, il tente de construire autour de lui un monde qui lui assure cette protection dont il a tant besoin. **(Sankaran)**

- Lorsque les structures de leur monde sont modifiées, ils deviennent anxieux, stressés. Ayant perdu leurs repères, de nombreuses peurs vont les gagner. Ils s'agitent et se fatiguent. **(Murphy)**

- En général, **l'enfant** présente un certain profil qu'on pourrait résumer ainsi :

    1. Il est généralement un gros bébé ou un enfant assez rond.

    2. Il est souvent pâle, un peu mou et apathique.

    3. Les parents l'ignoreront souvent, mais le sujet est fortement aggravé par le lait… dont il est souvent gavé.

    4. C'est souvent un enfant dont le développement physique est lent (lent à apprendre à marcher) de même que le développement psychique (lent à apprendre à parler).

    5. Le remède est particulièrement indiqué lors des poussées dentaires et de croissance pour le développement du squelette (besoin accru de calcium). **(J. Lacombe)**

Symptômes:

Autisme : (2/35) Voir *ROR*.

Lent à apprendre à parler : (1/17) Voir *ROR*.

Concentration difficile :

Lenteur de compréhension chez les enfants : (2/17)

Manque de confiance en soi : (2/+-60) Voir *Lycopodium.*

Pleurer suite de réprimande : 2/11 Voir *Nat mur.*

Sensibilité au bruit : (2/+-100)

Peur de l'obscurité : (2/30) Voir *Natrum mur.*

Obsessions/compulsions : (2/+-25) Voir *ROR.*

Transpiration de la tête pendant le sommeil : (3/15) *Calcarea carb* est le remède le plus important de cette rubrique. Ce qui m'a aidé à comprendre ce remède dont les caractéristiques sont notamment la lenteur, le lymphatisme et les nombreuses peurs, c'est de finalement comprendre que *Calcarea* était un important remède de régularisation de la thyroïde.

Transpiration au moindre effort : (3/+-90)

Constipation chez les enfants : (3/25) Voir *Natrum mur.*

Désir d'aliments salés : (2/40) Voir *Natrum mur.*

Désir impérieux de viande : (2/4)

Désir de sucreries :

Eczéma : Beaucoup de remèdes. Rappelons l'importance de *DTP* dont la caractéristique est un eczéma aux plis de flexions (coudes, genoux) et de *Arsenicum* et *Psorinum* pour les eczémas qui conduisent à se gratter au sang.

Aggravation aux produits laitiers : (3/+-70) En ce qui me concerne, plus de 80% des enfants sont allergiques ou intolérants aux produits laitiers de vache. Cela se manifeste notamment par de l'eczéma, des brûlements d'estomac, des gonflements abdominaux et de l'irritabilité. Il faut absolument faire le test de sevrage dont je parle dans ce livre.

Faiblesse des muscles... et problèmes de coordination

Obésité chez les enfants : (3/12) *Calcarea* est le remède le plus important de cette rubrique. L'obésité n'est pas un symptôme que j'ai souvent rencontré chez les enfants autistes mais, lorsque ce fut le cas, le remède prescrit sur la totalité des symptômes a vraiment contribué à la perte de poids et à la régularisation de l'appétit.

Obstruction du nez la nuit : (2/+-30) Voir *Lycopodium*.

Strabisme : (2/+-50) Voir *Lycopodium*.

10) Silicea
Généralités

Silicea est considéré comme l'un des plus importants remèdes homéopathiques des « suites de vaccination » (avec *ROR, DTP* et *Carcinosinum*).

- Manquant de confiance en lui, *Silicea* essaie constamment de régresser. Il faut le pousser en avant, lui donner des responsabilités, lui dire qu'il est grand et déjà, beaucoup de choses s'arrangent. **(Grandgeorge)**

- Le manque de vigueur et de résistance. *Silicea* est généralement un individu grand, pâle, raffiné, docile et gentil. Le sujet pourra avoir des problèmes de concentration et il aura, dû à son manque d'énergie, le sentiment de ne pouvoir accomplir différentes tâches.

- Les patients *Silicea* ont toujours froid (sauf en aigu). Ils transpirent beaucoup et c'est pourquoi, souvent, ils tenteront de supprimer les sueurs. Mais c'est le remède le plus important des suites de suppression de transpiration. **(Ghegas)**

- Parmi les symptômes qu'on peut développer à la suite d'une vaccination, on trouve, entre autres, provoqués par un affaiblissement général du système immunitaire :
  1. Une sensibilité aux infections ORL, rhumes, grippes, otites, bronchites, rhino-pharyngites, qui vont avoir tendance à récidiver.
  2. Des problèmes digestifs, constipation, diarrhée.
  3. Souvent, des poussées d'eczéma (penser à *Sulfur*).
  4. Mais aussi, un grand nombre de dérèglements neurologiques qui peuvent entraîner tout autant des problèmes de sommeil (insomnie, cauchemars) que des troubles du comportement et des déficits d'attention. **(J. Lacombe)**

Symptômes

Autisme suite de vaccination : (2/20) Voir *ROR*.

Autisme : (2/35) Voir *ROR*.

Irritabilité chez les enfants : (2/25) Voir *DTP*.

Maigreur (petite constitution) chez les enfants : (4/35)

Obsessions/compulsions : (2/+-25) Voir *ROR*.

Anxiété (ou sensibilité au) suite de bruit :

Lenteur de compréhension chez les enfants :

Manque de confiance en soi : (4/60) Voir *Lycopodium*.

Ne tolère pas la contradiction : (2/40) Voir *Lycopodium*.

Obstiné, enfant (1/3) : Têtu et colérique comme l'autre remède de la rubrique, *Tuberculinum*.

Parler pendant le sommeil : (2/+-80)

Verminose : (3/+- 35) L'un des trois remèdes les plus importants de cette rubrique avec *Cina* et *Spigelia*. Pour les signes complets de l'infestation des parasites, voir *Cina*.

Ronger les ongles : (2/+-30) Voir *Nat mur*.

Taches blanches sur les ongles : (1/12)

Transpiration nauséabonde des pieds : (3/+-40)

Ongles cassants : (2/20)

Transpiration de la tête la nuit : (2/9) Symptôme fréquent qui incline, lorsque la totalité conduit à un remède, vers *Silicea* et très souvent vers *Calcarea Carb*.

Mictions involontaires la nuit chez les enfants : (1/17)

Inflammation des amygdales : (3/+-60)

Constipation chez les enfants : (2/+-25) Voir *Natrum mur*.

Scoliose : (4/+-60) Voir *Lycopodium*.

Manque de chaleur vitale (frilosité) : (3/+100) Difficile d'évaluer, chez plusieurs enfants autistes, le degré d'inconfort causé par la température ambiante, non seulement parce qu'il y a des troubles de communication, mais aussi parce que, chez plusieurs, la relation avec le corps semble déficiente (exemple : insensible à la douleur!).

Convulsions suite de vaccination : (2/6)

11. Sulfur
Généralités

De tous les remèdes disponibles aux homéopathes, *Sulfur* est celui qui couvre le plus grand nombre de symptômes. Il n'est donc pas étonnant de le voir souvent prescrit chez les enfants autistes.

Mais une autre caractéristique de *Sulfur* justifie son emploi : c'est l'un des principaux remèdes de désintoxication de l'homéopathie.

Quelques autres caractéristiques de *Sulfur* :

1. Il rit dans son sommeil (il se peut aussi qu'il parle).
2. Il se ronge les ongles (comme *Natrum mur, Medorrhinum*).
3. Il est aggravé lorsqu'il doit se tenir debout (il pose alors ses mains sur ses reins).
4. Il a des diarrhées urgentes vers 5 heures du matin (suite de bringue?).
5. Il est également aggravé vers 11 heures, heure à laquelle il doit grignoter (hypoglycémie).
6. C'est un sujet qui a chaud (mais les alternances peuvent le conduire à avoir également froid).
7. Il est aggravé par l'eau, éruptions, céphalées, douleurs qui peuvent survenir après un contact avec l'eau. **(J. Lacombe)**

Symptômes

Autisme : (0/35) Le remède devrait être, à mon sens, dans la rubrique.

Autisme suite de vaccination : (0/20)

Lenteur de compréhension chez les enfants :

Crier chez les enfants pendant le sommeil : (4/8) Un trait caractéristique de *Sulfur...* et *Pulsatilla.*

Transpiration nauséabonde des pieds : (2/+-40) Voir *Silicea.*

Constipation chez les enfants : (2/25) Voir *Natrum mur.*

Haleine nauséabonde : (3/+-120) Symptôme intéressant lorsque intense et permanent. S'il y a hypersalivation, on pense à *Mercurius.*

Ronger les ongles : (2/+-30) Voir *Natrum mur.*

Parler et/ou rire pendant le sommeil : (3/11) J'ai connu ce symptôme parce qu'il arrivait à mon fils, à l'âge de 4 ou 5 ans, de rire pendant qu'il dormait. Que fait un homéopathe lorsqu'il perçoit un symptôme étrange? Il cherche dans le répertoire de Kent!

Désir de viande et d'aliments gras : Encore une fois, l'intérêt des désirs et aversions alimentaires tient du fait qu'ils indiquent ce sont le sujet a besoin pour se sentir bien… ou ce qui le fait se sentir mal.

Désir d'aliments très assaisonnés :

Désir de sucreries :

Faiblesse des muscles et très souvent, problèmes de coordination :

Eczema et autres problèmes de peau : Beaucoup de remèdes dans la rubrique mais *Sulfur* demeure un remède important de ce symptôme. La rubrique « prurit, doit se gratter jusqu'au sang » réfère à *Arsenicum* et *Psorinum*.

Envies (cuticules) au niveau des ongles : (3/11) Symptôme notamment partagé avec *Natrum mur*.

Verrues au niveau des mains : (3/+- 30)

Prurit du nez : (3/100) Signe parfois de parasitoses si ce prurit se manifeste aussi au niveau de l'anus et est accompagné la nuit de grincements de dents. (Voir le remède *Cina*.)

Verminose : (3/+-35) *Sulfur* est un remède de désintoxication des parasites. La totalité des symptômes confirmera sa prescription plutôt que celle de *Arsenicum, Natrum mur* ou *Silicea*. Quant à *Cina*, il est plutôt un remède d'état aigu des parasitoses.

Réveils fréquents après minuit : (3/11) Parce que le sommeil est léger. Parce que l'énergie Yin (celle de l'immobilité au contraire du Yang, énergie du mouvement) est faible et épuisée.

Insomnie chez les enfants : (2/+45) Le type d'insomnie que j'ai le plus souvent rencontrée chez les enfants autistes était l'insomnie initiale, c'est-à-dire de longs moments (une heure ou deux…) avant de pouvoir trouver le sommeil.

Grincer des dents pendant sommeil : (2/+-40) Voir le remède *Cina*.

12) Phosphorus
Généralités

Les expériences de prescription de *Phosphorus* (toujours en accord avec la totalité des symptômes) m'ont conduit à saisir que le remède avait une grande capacité à stimuler la compréhension... l'entendement... l'apprentissage.

L'un des traits de caractère qui oriente assez bien vers la prescription de ce remède est le côté sympathique, compassionnel, empathique, affectueux de l'enfant.

- L'hypersensibilité de *Phosphorus* le rend particulièrement sensible aux perturbations de l'environnement et donc, au stress. Chez les enfants, on constate une grande tendance à devenir excités et hyper-stimulés. **(Murphy)**

- Ils sont extravertis; ils vont vers les gens; ils ont besoin de contacts, de stimulations. Ils deviennent dépendants de ce comportement extraverti et ils perdent leur identité en s'identifiant à ce qui est extérieur à eux. **(Murphy)**

- Le trait le plus caractéristique de l'enfant *Phosphorus* est la sympathie : cet enfant veut donner et recevoir de l'affection ; c'est pourquoi il est si ouvert avec tout le monde. Il demande beaucoup d'affection et d'amour mais il en donne également. **(Ghegas)**

Symptômes

Autisme : (0/35)

Autisme suite de vaccination : (0/20)

Affectueux chez les enfants (3/+-50) J'ai conservé le souvenir de cet enfant, hypersensible, toujours souriant et continuellement disposé à faire des câlins à tous ceux qui étaient autour de lui. Le sens de « compassion » est aussi à rapprocher de l'hyper-affection avec les gens... et les animaux. *Phos* est 3/25 dans la rubrique « Compassion ».

Sensibilité chez les enfants : (2/11)

Concentration difficile : (2/150) Voir *ROR*.

Peur de l'obscurité : (2/+-30) Voir *Natrum mur*.

Désir de compagnie (aggravé lorsque seul) : (4/+-50)

Sensibilité au bruit : (2/+- 100) Un symptôme commun à de nombreux enfants autistes qui parfois se couvrent les oreilles, parfois crient lorsque le bruit est trop fort, parfois ont des crises d'anxiété.

Transpiration abondante des mains : (3/+-70)

Scoliose : (3/+-60) Voir *Lycopodium*.

Désir de sucrerie : (2/+-50) Voir *Lycopodium*.

Désir d'aliments salées : (3/+- 40) Voir *Natrum mur*.

Désir d'aliments assaisonnés : (3/+-25) Voir *Arsenicum*.

Tics au niveau du visage : (2/+-75)

Désir de boissons froides : (3/+-100)

Mictions involontaires la nuit : (3/+-100) Voir *Arsenicum*.

Insomnie chez les enfants : (3/+-60)

Arrêt de la croissance chez les enfants : (2/21)

Hyperosmie : (3/+-70) Dans l'univers des hypersensibilités des sens, la sensibilité des enfants autistes au bruit et au toucher est loin devant la sensibilité aux odeurs. Ceci dit, l'un des enfants vus en consultation, affectueux et souriant, avait ce symptôme de façon très marquée.

13) Hyosciamus
Généralités

Les symptômes psychiques conduisant à la prescription de *Hyosciamus* sont aussi extrêmes que ceux qui justifient la prescription de *Stramonium*.

Ce sont deux remèdes d'états aigus violents et de délire. La totalité des symptômes permet d'orienter vers la prescription de l'un ou l'autre.

- Le jaloux exhibitionniste. C'est le grand remède de la jalousie avec *Lachesis*. Rires niais, excitations sexuelles, loquacité et impudeur, tels sont les principaux symptômes de *Hyosciamus*. **(Grandgeorge)**

- Rit à tout propos et se comporte de manière à faire rire; agissant comme un singe, un clown et s'habillant de façon ridicule. **(Grandgeorge)**

- Remède de convulsions précédées de la faim, d'un regard aux allures sauvages. Ses convulsions peuvent être causées par la peur et peuvent survenir pendant le sommeil. **(Murphy)**

- *Hyosciamus* souffre d'un délire de persécution. Jalousie, paranoïa et délire de persécution vont créer chez lui une tension nerveuse telle qu'elle se manifestera souvent soit par des gestes violents, soit par des comportements ridicules où le sujet manifestera un comportement ridicule, soit parfois par des crises d'épilepsie. **(J. Lacombe)**

Symptômes

Autisme suite de vaccination : (1/20) Voir *ROR*.

Autisme : (3/35) Voir *ROR*.

Hyperactivité chez les enfants : (3/25) Voir *DTP*.

Enfant impudique (désir d'être nu) : (3/+-25 ...dont tub)

Jalousie chez les enfants : (3/16) Lorsque ce symptôme est évoqué par les parents, la jalousie de l'enfant est toujours en fonction d'un frère ou d'une sœur qui semble être plus aimé(e). Les conséquences de cette perception sont généralement des crises de colère.

Loquacité : (3/+-100) L'enfant n'a pas véritablement besoin de savoir parler pour être très loquace. Il peut émettre constamment des sons sans signification. Cette loquacité et la jalousie sont deux symptômes que *Hyosciamus* partage avec *Lachesis*.

Rage furieuse : (3/5) Un symptôme qui est partagé avec *Belladonna* et *Stramonium*. On peut voir l'enfant crier, sauter, se frapper, vouloir mordre.

Rire stupide : (3/10) En fait, ce symptôme fait surtout état de moments où l'enfant, sans aucune raison apparente, se met à rire bruyamment.

Langage absurde, inintelligible, précipité : (3/19) Dans cette rubrique, *Belladonna* et *Stramonium* accompagnent encore une fois *Hysociamus*. En fait, il faut savoir que, dans un très grand nombre de rubriques faisant état de symptômes psychiques aigus et intenses, on retrouvera souvent les remèdes suivants : *Aconit, Belladonna, Hyosciamus, Stramonium, Veratrum album* et *Tarentula*.

Obsessions/compulsions : (3/+-25) Voir *ROR*.

Retard mental chez les enfants : (1/30) Voir *ROR*.

Peur des animaux : (1/7)

Tendance à frapper sa tête contre les murs : (1/9) Les deux remèdes qui ont cette tendance à un degré élevé sont *Belladonna* et *Tuberculinum*.

Tendance à faire des pitreries : (3/10) Désir de se faire remarquer? Aucun autre remède n'a, à ce point, la même intensité que *Hyosciamus* quand vient le temps de faire le clown.

Strabisme : (2/+-50) Voir *Lycopodium*.

Grincer des dents pendant sommeil : (2/+-35) Voir *Arsenicum*.

Tripote ses organes génitaux : (2/10) Un symptôme qui s'applique plus particulièrement aux garçons.

Selles involontaires pendant le sommeil : (2/30)

14) Nux Vomica

Généralités

Remède important de désintoxication et des effets secondaires induits par la prise trop importante de médicaments pharmaceutiques qui génèrent des effets secondaires qui se manifestent notamment au niveau de la digestion, du sommeil, d'éruptions cutanées, de problèmes d'élimination (constipation ou diarrhées), etc.

- Il est surmené. Il est irritable. Maniaque, il ne peut supporter que le moindre détail ne cloche. **(Grandgeorge)**

- Les nerfs sont à "fleur de peau", c'est-à-dire que les sens seront tous d'une extrême sensibilité. On comprendra mieux les aggravations par les odeurs, la lumière, le bruit, etc.

- On retrouvera, à la longue, des problèmes de sommeil, de constipation, de digestion vécus sur le mode d'un stress constant. **(J. Lacombe)**

Remède important de désintoxication... des effets secondaires induits par la prise trop importante de médicaments pharmaceutiques qui ont des effets de surstimulation du système nerveux et qui entraînent des troubles digestifs.

Symptômes

Suite de vaccination : (2/+-60)

Hyperactivité chez les enfants : (2/25) Voir *DTP*.

Se parle à lui-même lorsqu'il est seul : (2/3) Symptôme commun à beaucoup d'enfants autistes. On retrouve aussi *Lachesis* et *Stramonium*.

Obsessions/compulsions : (3/25) Voir *ROR*.

Irritabilité chez les enfants : (0/25) *Nux* devrait être dans cette rubrique parce que tant d'enfants sont rapidement intoxiqués par une surconsommation de remèdes allopathiques, dont l'une des conséquences est une tension des systèmes et... de l'irritabilité.

Querelleur : (3/+-90) Querelleur, stressé, impatient, irritable, colérique. Quelques-unes des caractéristiques de l'enfant *Nux*.

Constipation chez les enfants : (3/25) Voir *Natrum mur*.

Hypersensibilité : (odeurs, bruits, lumières…)

Surexcitation émotionnelle : (3/+- 150)

Allergies alimentaires : (3/120) Voir *DTP*.

Rhinites allergiques : (3/15) Voir *DTP*.

Troubles du sommeil (réveils nocturnes) :

Sujet aux convulsions (suite de colère, de fièvre…) : (3/12) Tout comme *Cuprum, Chamomilla* et *Calcarea*.

15) Tuberculinum
Généralités

Quatre symptômes conduisent à *Tuberculinum* chez les enfants :

    1) les suites de vaccination
    2) l'autisme
    3) l'irritabilité
    4) l'hyperactivité

Ces 4 symptômes mènent aussi à *DTP* et *Carcinosinum*.

La totalité des symptômes départageront ces remèdes importants de l'approche homéopathique chez les enfants autistes.

Pour ma part, même si les symptômes conduisaient clairement vers sa prescription, j'ai rarement prescrit ce remède en premier lieu parce que, à quelques reprises, j'ai été confronté à des aggravations assez importantes (de la colère, de l'agitation…).

- Le sentiment d'être emprisonné, opprimé et de suffoquer ne sont pas, chez *Tuberculinum*, des caractéristiques d'un état aigu mais celles d'un état chronique. Ainsi, *Tuberculinum* ressentira tout ce qui est "étroit", "rigide" (l'orthodoxie ou le fait d'être pris dans une occupation astreignante), comme quelque chose qui fait croître en lui le sentiment de "pression". **(Sankaran)**

- Les enfants *Tuberculinum* ont une forte tendance à avoir facilement des maux de gorge, des rhumes, des bronchites, parfois des transpirations ou des terreurs nocturnes. Ce sont des enfants fondamentalement insatisfaits et cette insatisfaction se manifeste à propos de tout. **(Murphy)**

- L'une des caractéristiques importantes de *Tuberculinum* est son besoin de grand air. Et aussi…

    1. le besoin de liberté
    2. le goût du danger
    3. la difficulté à marchander avec l'autorité. **(J. Lacombe)**

Symptômes

Autisme, suite de vaccination : (1/20)

Autisme : (3/35) Voir *ROR*.

Irritabilité chez les enfants : (2/25) Voir *DTP*.

Hyperactivité chez les enfants : (3/25) Voir *DTP*.

Obstination chez les enfants : (3/3) Voir *Silicea*.

Lenteur de compréhension chez les enfants : (2/20) Voir *Bar Carb*.

Frapper chez les enfants : (2/7) Voir *DTP*.

Frapper soi-même sa tête contre les murs : (3/9) Très souvent, les enfants qui « frappent » ont le comportement de frapper les autres (souvent frère, sœur, ou maman) ou de se frapper soi-même, souvent au niveau du visage (Ars et Stram).

Impulsion à courir : (3/6) Je repense à Eyun, jeune autiste qui, dans un supermarché Coréen, devait être surveillé à chaque seconde. Il existe aussi la rubrique « Courir ici et là » constituée d'une vingtaine de remèdes dont *Stramonium, Hysociamus, Cuprum, Sulfur*...

Peur des animaux (chiens) : (2/15) Les enfants autistes sont souvent intimidés par les animaux. Le contact n'est pas toujours facile, au contraire. *Tuberculinum* est un remède de peur des chiens, des chats, des animaux.

Tendance à vouloir détruire, casser, les objets : (2/30) Ce symptôme est souvent lié à une crise de fureur et à une colère soulevée par une forte contrariété.

Crier chez les enfants : (3/25) Voir *DTP*.

Crier pendant le sommeil : (2/8)

Terreurs nocturnes la nuit chez les enfants : (2/12)

Désir de viande : (1/30) Les désirs alimentaires sont des signes de haute importance dans la recherche du remède homéopathique lorsqu'ils sont intenses et fréquents. Ils indiquent ce dont le patient a besoin... pour se sentir bien!

Désir de sucreries :

Désir de choses salées :

Amélioration à la mer : (2/12) Signe intéressant lorsqu'il est intense, du type absence de maux de tête à la mer, plus d'énergie lors de séjours à la mer, ou même absence totale de douleur (signe que j'ai déjà rencontré chez une femme qui avait un cancer des os).

Grincer des dents pendant sommeil : (3/+-35)

Scoliose : (1/60)

Myopathie, inflammation/faiblesse des muscles : (1/+-40) symptôme souvent associé à un autre qui est une déficience de la coordination.

Strabisme : (1/+-50) Voir *Lycopodium*.

Haleine nauséabonde : (3/+-120)

Position genu-pectorale : (2/13)

Allergies alimentaires : (4/+-120) Voir *DTP*.

Tendance à prendre froid : (3/+-100)

Tâche blanche sur les ongles : (2/12) Signe que j'emploie souvent pour confirmer un remède (*Carcino, Lyco, Natrum mur, Silicea…*).

16) Medorrhinum
Généralités

Tout comme pour *Tuberculinum K*, la prescription de *Medorrhinum* m'a confronté à quelques intenses aggravations. Ce qui explique qu'avec le temps, j'ai rarement prescrit ce remède en première intention.

- A plein d'illusions comme de sentir la présence de quelqu'un derrière lui ou il a le sentiment d'avoir commis un crime. Son anxiété se manifeste par l'agitation incessante de ses pieds ou par le fait de ronger ses ongles. **(Sankaran)**

- Un enfant vient au monde avec des allergies alimentaires, de l'hyperactivité et des infections chroniques. C'est *Medorrhinum*. **(Murphy)**

- Plus encore, on comprend parfois mieux les problèmes de comportement et de santé de ces enfants en sachant que les parents ont eu, dans le passé, une histoire de maladie transmise sexuellement mal traitée et qui a, en quelque sorte, engendré un terrain sycotique. Chez les enfants, ce terrain se manifestera possiblement par les signes suivants :

- Un érythème fessier important.

- Un teint pâle.

- Des problèmes d'insomnie (avec parfois des cauchemars).

- Une tendance aux infections (otites, rhumes, grippes, maux de gorge) chroniques ou à répétition.

- Des difficultés de concentration.
- Mais aussi, souvent, des problèmes d'hyperactivité.
- Des problèmes d'asthme.
- L'illusion d'être observé (ils veulent qu'on ferme les rideaux de la fenêtre).
- Ils seront souvent batailleurs, rapidement candidats au 'Ritalin'. **(J. Lacombe)**

Symptômes

Suite de vaccination : (1/20) Voir *ROR*.

Affectueux chez les enfants : (4/20)

Hyperactivité chez les enfants : (3/25) Voir *DTP*.

Lenteur de compréhension chez les enfants : (1/20) On retrouve, parmi les 20 remèdes de cette rubrique, plusieurs des plus importants remèdes d'autisme, soit : B*aryta carb, Calcarea, DTP, Lycopodium, Mercurius, ROR, Sulfur* et *Zincum*. En 2 points, *Syphilinum*… que je n'ai jamais prescrit mais pour lequel j'ai déjà, par d'autres homéopathes, entendu de beaux résultats.

Retard mental chez les enfants : (2/+-20) Voir *ROR*.

Peur des animaux :

Manque de confiance en soi : Voir *Lycopodium*.

Obsessions/compulsions : (3/+-25) Voir *ROR*.

Masturbation chez les enfants : (2/12) Je n'ai rencontré qu'un seul cas où les parents m'aient rapporté ce signe. Mais j'inscris ici le symptôme parce qu'il est caractéristique de *Medorrhinum* (ainsi que de *Carcinosinum*).

Asthme chez les enfants : (3/24) *Medorrhinum* est un remède important de l'asthme des enfants… mais le plus important encore serait de connaître la cause de cet asthme. Suppression de problèmes de peau? (*Arsenicum, Pulsatilla, Psorinum, Sulfur*) Suppression de transpiration des pieds? Effet secondaire de la vaccination?

(*Mezereum, Thuya*). On trouve toujours mieux le remède approprié lorsque la totalité des symptômes inclut… le facteur de causalité.

Désir d'aliments assaisonnés

Désir d'aliments salés

Mictions involontaires la nuit

Besoin de se laver les mains sans arrêt : (2/6) Un grand nombre d'enfants autistes souffrent d'obsessions et de compulsions. Pour plusieurs, la propreté et le rangement très ordonné de certains objets font partie de ces obsessions. Se laver les mains continuellement fera particulièrement penser à *Medorrhinum* et *Syphillinum*.

Allergies multiples : (1/3) Le grand homéopathe Robin Murphy avait identifié *Medorrhinum*, *Mercurius* et *Carcinosinum* comme trois remèdes souffrant d'allergies à un peu tout. Ce n'est pas un symptôme rare dans l'univers des enfants autistes et j'ai souvent eu l'occasion de remarquer que c'est surtout avec *Carcinosinum* que j'ai remarqué un effet bénéfique sur ce symptôme.

Fatigue chronique alternant avec hyperactivité : (4/3) L'enfant *Medorrhinum* est hyperactif et soudainement totalement fatigué. Une alternance intense de ces deux états contradictoires conduit à considérer ce remède.

17) Psorinum

Généralités

En homéopathie, *Psorinum* est connu pour être un remède qui, lorsqu'il est justifié par la totalité des symptômes, nettoie en partie les problèmes hérités de l'hérédité.

C'est aussi un très grand remède de problèmes de peau dont les démangeaisons conduisent à se gratter jusqu'au sang (tout comme *Arsenicum*).

Lorsque l'enfant autiste souffre de façon importante de problèmes d'eczéma, j'apporte toujours une attention particulière à son régime alimentaire (produits laitiers, autres sources d'allergies alimentaires, etc.) et, par la suite, j'apporte une attention particulière aux grands remèdes de problèmes de peau et d'autisme que sont *Sulfur, Psorinum, DTP* et *Arsenicum.*

- *Psorinum* est un des remèdes principaux des allergiques. C'est un bon remède, à donner en dose de 30CH, quand il y a des antécédents personnels ou familiaux de rhume des foins, d'eczéma ou d'asthme. **(Grandgeorge)**

- Les sujets *Psorinum* ont beaucoup d'anxiété et de nombreux problèmes de peau. Ils peuvent se gratter jusqu'au sang. Remède d'eczéma sévère, de psoriasis, de débilité et de frilosité.

- Gros appétit, mais ils perdent du poids. Ils se lèvent la nuit pour manger tant ils ont faim. Histoire de suppression de problèmes de peau et ils n'ont jamais été bien depuis. **(Murphy)**

- J'ai vu, au cours des années, nombre de patients souffrant de rhumes des foins, mais aussi d'allergies aux poils de chiens et de chats (etc.), être totalement guéris après une ou deux prises de ce remède (condition: un terrain familial). **(J. Lacombe)**

- Mais *Psorinum* est aussi un très grand remède de problèmes de peau lorsque deux conditions sont réunies: encore une fois, un terrain familial et une histoire de suppression de problèmes de peau dans le passé (crèmes, antibiotiques, cortisone, etc.). **(J. Lacombe)**

Symptômes

Sentiment d'abandon : (3/60) Je n'ai jamais prescrit *Psorinum* à un enfant autiste sur la base de ce symptôme. Mais qui sait si cela n'aurait pas été justifié. Les symptômes qui appellent le plus souvent le remède sont des eczémas tenaces, qui n'ont d'ailleurs pas toujours épargné les parents de l'enfant, une grande frilosité et de nombreuses allergies.

Importune tout le monde avec ses récriminations : (2/3) C'est un symptôme rare qui, encore une fois, s'applique difficilement à ce type d'enfant. Objectivement, on peut mieux appliquer ce trait de caractère à certains parents particulièrement anxieux qui vont désirer entrer en contact très fréquemment avec le thérapeute.

Transpiration nauséabonde : La peau a souvent un mauvais aspect et une mauvaise odeur s'en dégage, ainsi que celle de la transpiration.

Grande frilosité : Le docteur Diwan Ramesh Chand, mon premier professeur d'homéopathie, disait que *Psorinum* était le plus frileux de tous les remèdes.

Se gratter jusqu'au sang : (2/12) C'est un symptôme clef du remède et l'une des raisons pour lesquelles on pense à lui (et à *Arsenicum*) lorsque ce symptôme est intense et fréquent.

Manque de réactivité : (3/70)

Allergies saisonnières : *Psorinum* fait partie d'une recette très efficace pour atténuer les allergies saisonnières (rhume des foins) qui consiste à le prescrire en alternance avec *Tuberculinum* et *Histaminum*.

18) Mercurius Sol.
Généralités

Une piste possible pour l'utilisation de *Mercurius* est qu'il y a (ou qu'il y a eu) du mercure dans certains vaccins.

Le mercure est ce que l'on appelle un métal lourd dont l'intoxication conduit à des effets secondaires importants.

Cela dit, plusieurs cas présentent « une totalité des symptômes » menant dans la direction de ce remède.

- L'un des thèmes importants du remède est la violence … Le sujet ne peut supporter l'autorité qu'il défie sans cesse, tout en étant cependant lui-même un véritable dictateur. **(Sankaran)**

- C'est dans les rangs des enfants précoces, surdoués, (Asperger ? Note de J. Lacombe) qui sautent des classes, ou dans ceux des chefs de bande d'adolescents à la limite de la délinquance, que l'on trouve *Mercurius*. **(Grandgeorge)**
- Parce qu'il ne possède pas les défenses nécessaires, *Mercurius* est sensible à n'importe quoi. Il est aggravé par « tout »: le chaud, le froid, le grand air, l'humidité, la chaleur du lit, la transpiration, l'exercice, bon nombre d'aliments, etc. **(Vithoulkas)**
- Les patients *Mercurius* sont lents mentalement. Agités et précipités dans leur comportement, mais mentalement lents et inefficaces. Ils ont de la difficulté à absorber les choses. **(Murphy)**

Symptômes

Autisme : (3/35) Voir *ROR*.

Autisme suite de vaccination : (3/20) Voir *ROR*.

Hyperactivité chez les enfants : (2/25) Voir *DTP*.

Comportement ridicule : (2/+-50)

Autoritaire, dominateur : (2/+-21) Voir *Lycopodium*.

Strabisme : (2/+-50) Voir *Lycopodium*.

Transpiration abondante (huileuse) :

Désir et aggravation par les sucreries :

Haleine nauséabonde (3/+-120) : Voir *Sulfur*.

Scoliose (2/+-60) : Voir *Lycopodium*.

Myopathie, inflammation des muscles :

Grincer des dents pendant sommeil : (2/+-35)

Prurit au niveau du nez :

Tripote ses organes génitaux : (2/10) Voir *Stramonium*.

19) Cuprum
Généralités

Il faut porter attention à *Cuprum*, notamment parce que Tinus Smits en avait fait l'un des remèdes qu'il prescrivait souvent pour traiter les enfants autistes.

Ceci dit, lorsqu'on regarde les symptômes qui sont associés au remède, on constate que plusieurs d'entre eux sont des symptômes caractéristiques du comportement et de l'attitude de nombreux enfants autistes (frapper, mordre, être autoritaire, etc.).

Enfin, plusieurs parents ayant fait faire des analyses des cheveux de leur enfant, pour connaître les carences ou excès de minéraux présents dans l'organisme des jeunes patients, ont été informé que le cuivre était fréquemment un élément souffrant d'un débalancement / déséquilibre chez leur enfant.

- *Cuprum* est un grand remède de convulsions.
- « Je ne suis pas à la hauteur. »
- *Cuprum* se sent mis dans une situation qui le dépasse…
- C'est un grand remède de spasmes, de crampes et de convulsions. (**Grandgeorge**)
- Le mot clef pour comprendre *Cuprum* est « crampes ».
- Les spasmes, les convulsions, les crampes se manifesteront aussi bien au niveau de la main (le pouce) ou du gros orteil « crampé » que dans l'épilepsie, la toux « spasmodique », le côlon ou les jambes. (**Murphy**)
- C'est pourquoi on retrouvera, chez les sujets *Cuprum*, cette modalité importante dans le remède : aggravation par le toucher.

- Certains enfants réagiront si violemment au fait d'être approchés ou touchés qu'ils mordront, donneront des coups de pied, des coups de poing, etc. (**J. Lacombe**)

Symptômes

Autisme : (3/35)

Frapper chez les enfants : (3/7) Voir *DTP*.

Peur de l'obscurité : (2/+-30) Voir *Natrum mur.*

Peur des étrangers : (2/+-25) Certains enfants préfèrent se cacher lorsqu'un étranger est en visite. Ce symptôme, qu'on retrouve aussi chez les trisomiques... et le remède *Baryta Carb.*, est lié au fait de désirer cacher sa différence, c'est-à-dire ses faiblesses évidentes!

Aversion à la compagnie (évite la vue des gens) : (2/+-12)

Autoritaire : (2/+-20) Voir *Lycopodium*.

Irritabilité chez les enfants : (1/25) Voir *DTP*.

Crache au visage : (2/+-10)

Mordre : (2/+-30) Voir *ROR*.

Délire furieux : (2/+-60) : Voir *Stramonium*.

Pleurer suite de la moindre émotion : (3/4) Symptôme très caractéristique de *Cuprum*.

Caractère destructeur : (2/+- 30) Voir *Tuberculinum*.

Convulsions chez les enfants : (2/+-75) Avant d'utiliser cette rubrique du répertoire de Kent lorsqu'il y a convulsion, je pense d'abord aux 5 remèdes de « Convulsions suite de vaccination » (*DTP, Carcinosinum, Cicuta, ROR, Silicea* et *Thuya*).

20) Zincum
Généralités

Zincum est un remède d'une grande importance à cause de l'une des étiologies qui exige son usage: tous les problèmes nerveux qui naissent à la suite d'une suppression d'éruptions.

La suppression d'éruptions, surtout lorsqu'elles sont faites à répétition, peut devenir un élément déclencheur du déséquilibre des systèmes psychique, nerveux, endocrinien et immunitaire.

Les homéopathes du passé avaient déjà noté que les suppressions de problèmes de peau (crème, onguent, etc.) pouvaient conduire à des problèmes psychiques importants comme la folie. Ces suppressions sont parfois la goutte qui fait déborder le vase et qui conduiront à une condition d'autisme.

Au stade initial, excitation du système nerveux suivie par un ralentissement des réflexes et finalement, une paralysie des muscles. Tous les types de spasmes, de convulsions, d'épilepsie, de tics. **(Murphy)**

Symptômes

Autisme : (2/35) Voir *ROR*.

Suite de suppression d'éruptions : (3/+-55) Les suppressions d'éruptions conduisent à de nombreux symptômes (asthme, fatigue, céphalées, etc.). Chez *Zincum*, les suppressions entraînent des symptômes nerveux, notamment des tremblements, des tics, des convulsions.

Hyperactivité chez les enfants : (2/25) Voir *DTP*.

Crier chez les enfants pendant le sommeil : (2/8) Un symptôme caractéristique de *Zincum* et de *Sulfur*.

Pleurer suite de contrariété :

Strabisme : (2/+-50) Voir *Lycopodium*.

Constipation chez les enfants : (2/25) La constipation (une selle à tous les 2 ou 3 ou 4 jours) touchait plus de 50% des enfants que j'ai vu en consultation.

Prurit du rectum : Beaucoup de remèdes (+ de 150) mais c'est souvent un signe de présence de parasites (voir le remède *Cina*).

Convulsions chez les enfants : (3/75) Voir *Cuprum*.

Convulsions suite de suppression d'éruptions : (3/8) Symptôme caractéristique de *Zincum*. Combien d'enfants ont des convulsions depuis que leurs éruptions ont été supprimées par de la cortisone?

Somnambulisme suite d'émotions refoulées : (2/1) Symptôme totalement caractéristique de *Zincum*, seul remède dans la rubrique!

Agitation des pieds au lit : (4/2) Deux remèdes dans la rubrique. *Sulfur* est le 2e.

Sommeil comateux suite de suppressions d'éruptions : (2/1) Un autre symptôme caractéristique de *Zincum*, seul dans la rubrique. Ce type de sommeil, le somnambulisme possible, l'agitation des pieds... pourraient avoir une étiologie commune : la suppression de problème de peau.

Grincer des dents pendant sommeil : (2/+-40) Voir *Arsenicum*.

Tripote ses organes génitaux : (1/10) Voir *Stramonium*.

21) Cina

Généralités

Un certain nombre d'enfants autistes présentent des symptômes d'infestation parasitaire (vers).

Parmi ces symptômes, on remarque l'irritabilité, les démangeaisons au niveau du nez et de l'anus, le grincement des dents la nuit...

- L'essence du remède est en rapport avec le fait de ne pas recevoir assez d'attention de ses parents.

- *Cina* réagit avec énormément de colère et d'irritabilité à l'absence d'attention : il pousse ses parents, lance des objets, refuse d'être touché. **(Sankaran)**

- Lorsqu'un enfant a des vers, il faut d'abord penser à *Cina* pour soulager les symptômes qui sont :
    1. Le grincement des dents la nuit.
    2. Un appétit insatiable (malgré souvent une certaine maigreur) pour tout ce qui est farineux, sucré et accompagné de produits laitiers.
    3. Un prurit du nez et de l'anus (que l'enfant frotte sans arrêt), parfois même des oreilles.
    4. Une certaine pâleur du visage avec parfois des cernes sous les yeux.
    5. Une vive agitation et une difficulté à rester en place.
    6. Une forte tendance à l'irritabilité et à des crises de colère pour tout et rien.
    7. Parfois, une tendance à l'énurésie.
    8. On remarque aussi souvent une toux sèche au coucher.
    9. D'importants problèmes de sommeil (aggravés à la pleine lune) qui se manifestent par des cauchemars et une fatigue qui s'accumule.
    10. On remarque aussi parfois des tics au niveau du visage.
    11. Certains cas de strabisme sont soit provoqués, soit aggravés par la présence de vers. **(J. Lacombe)**

Symptômes

Hyperactivité chez les enfants : (2/25) Voir *DTP*.

Frapper chez les enfants : (3/7) Voir *DTP*.

Irritabilité chez les enfants : (3/25) Voir *DTP*.

Terreurs nocturnes la nuit chez les enfants : (2/12) Voir *Stramonium*.

Crier chez les enfants : (2/25) Voir *Stramonium*.

Mictions involontaires la nuit chez les enfants : (2/15) Symptôme qui touche plus de 15% des enfants.

Convulsions chez les enfants : (3/+-75)

Strabisme : (2/+-50) Voir *Lycopodium*.

Obésité chez les enfants : (2/12) Les enfants ayant des parasites mangent peu ou beaucoup. Particulièrement des farineux (carbs) et des sucreries.

Cernes maladifs autour des yeux : (3/2) Un symptôme parmi d'autres (irritabilité, grincement de dents, prurit du nez et/ou de l'anus) de parasites.

Grincer des dents pendant sommeil : (3/+-35) Voir *Arsenicum*.

22) Les remèdes homéopathiques (isothérapiques)… méningite, hépatite, pneumonie, influenza, fièvre jaune, etc.

Généralités

Tout au long de ce livre, nous avons parlé de deux approches homéopathiques de la prescription pour traiter les enfants autistes.

La première méthode est ce que nous appelons l'approche classique. Elle est basée sur une prescription qui se fait sur « la totalité des symptômes significatifs » du patient. Elle implique que l'homéopathe recherche LE remède parmi les centaines qui lui sont connus dont l'ensemble des symptômes est le plus semblable à ceux du patient.

Cette approche par la totalité des symptômes recherche simplement à exploiter au maximum le principe de similitude.

La deuxième méthode dont ce livre fait état est celle relative aux isothérapiques. L'homéopathe Tinus Smits (méthode CEASE), spécialiste du traitement de l'autisme, utilise beaucoup cette approche.

Un autre grand homéopathe, l'Américain Robin Murphy, a aussi abondamment enseigné les bienfaits de cette approche. On peut même ajouter le nom du docteur Jean Elmiger au registre des homéopathes ayant beaucoup travaillé avec des isothérapiques.

Cette approche se caractérise par sa simplicité et par l'idée sous-jacente que l'on peut désintoxiquer l'organisme en appliquant le principe d'un remède non plus semblable aux symptômes (approche classique) mais identique.

Par exemple : le vaccin ROR a engendré des effets secondaires? On prescrit le remède homéopathique *ROR*.

Mais cette méthode ne se concentre pas uniquement sur les vaccins.

On peut imaginer des scénarios où le patient a subi les contrecoups d'une exposition chimique au Glyphosate (l'herbicide le plus employé dans le monde, fortement soupçonné d'être notamment cancérogène) et que, dans cette approche, on puisse prescrire le remède homéopathique Glyphosate 30, 200 ou 10m.

Toujours à titre d'exemple, cette fois-ci tiré de l'expérience de Robin Murphy, si l'on percevait qu'un jeune écolier est particulièrement perturbé à la suite de la prise de « Ritalin » (un produit pharmaceutique prescrit dans les cas de TDAH), on pourrait prescrire le remède homéopathique *Ritalin*.

Comme on le comprend, il y a des dizaines et des dizaines d'occasions où l'emploi de cette méthode peut être justifié.

Mon expérience des 10 dernières années m'a conduit de plus en plus à utiliser les deux méthodes de prescription en parallèle (mais pas en même temps).

Mon expérience après plus de 800 consultations m'amène à évaluer que les 2 approches produisent des résultats significatifs.

Se procurer les isothérapiques

Les homéopathes désirant faire une détox des vaccins reçus par l'enfant trouveront les conversions homéopathiques de ceux-ci chez plusieurs laboratoires homéopathiques, notamment Schmidt-Naguel (Suisse, Canada) et Helios (Angleterre).

Prophylaxie

Ces remèdes homéopathiques (méningite, hépatite, influenza, etc.), sont également prescrits par certains homéopathes en prophylaxie, c'est-à-dire à prendre juste avant une vaccination correspondante. (Par exemple, prendre *Méningite* 30 et/ou 200 avant une vaccination contre la méningite.)

Résumé du chapitre : « Les grands remèdes homéopathiques d'autisme »

1) Ce chapitre fait état de certaines des caractéristiques associées aux remèdes que j'ai le plus souvent employés à ce jour pour aider les enfants autistes. Cette liste des remèdes est loin d'être complète. Les symptômes que je présente pour chacun des remèdes, bien que caractéristiques, ne sont qu'une petite partie de ce que chacun de ces remèdes peut potentiellement traiter.

2) Pour bien comprendre le niveau d'intérêt de chaque symptôme, il est nécessaire de saisir la signification des chiffres qui sont entre parenthèses.

Prenons les exemples suivants. Dans la section où je présente le remède *ROR*, on trouve le symptôme :

Autisme suite de vaccination (3/20)

Le premier chiffre (3) réfère au degré d'importance que ce remède (*ROR*) est reconnu avoir pour traiter ce symptôme. Pour chaque symptôme, un remède peut être noté… absent, 1, 2, 3 et rarement 4. Plus le chiffre est élevé, plus le remède a de l'importance dans le traitement de tel ou tel symptôme.

Le deuxième chiffre (20) est relatif au nombre de remèdes connus pour traiter ce symptôme. Dans l'exemple utilisé « Autisme suite de vaccination », 20 impliquerait que 20 remèdes ont été, avec le temps, clairement identifiés à différents degrés (1, 2, 3 ou 4) pour traiter les effets secondaires du vaccin *ROR*.

Au final, on comprend qu'une rubrique qui compte un petit nombre de remèdes est plus intéressante qu'une rubrique où il y en a un grand nombre.

Il n'y a que 6 remèdes dans la rubrique « Convulsions suite de vaccination » ; il y a plus de 150 remèdes dans la rubrique « Constipation ».

« Constipation » est considéré comme un symptôme banal, commun. Cependant « Convulsion suite de vaccination » est considéré comme étant un symptôme très caractéristique.

10) MÉTHODE DE PRESCRIPTION

Introduction

1) Est-il préférable de prescrire un seul remède ou plusieurs ?
2) Quel type de dilution/dynamisation devrait-on employer : basse ou haute ? (30 ou 50 000 ?)
3) À quel rythme est-il préférable de répéter le remède ? (2 fois par jour ou une fois par semaine ?)
4) À quel rythme devrait-on revoir le patient ? (Une fois par mois ou 4 fois par année ?)
5) Quels conseils faut-il donner aux parents si un remède provoque certaines aggravations homéopathiques ?
6) Le choix du remède.

Les réponses à ces questions seront relatives à plusieurs facteurs.

Il y a ce que dit « la théorie » (qui n'est pas comprise de la même façon par tous les homéopathes !).

La théorie doit cependant composer avec un ensemble de conditions pratiques (patient demeurant à 5 km de la clinique vs patient habitant à 14 000 km; facilité de communication parce que langage commun vs besoin de traducteur; même système horaire vs décalage de 13 heures; remèdes disponibles le jour même vs besoin de commander et attente de 3 semaines; etc.).

Et enfin, en plus de cette confrontation entre ce que semble dire la théorie et ce que permettent les conditions pratiques, il y a l'expérience pratique et tout ce qu'elle enseigne.

L'expérience qui est le résultat des ajustements, au fil du temps, qui auront conduit à un accroissement de résultats significatifs.

Ce qui importe dans la prescription, c'est de pouvoir mesurer ces effets, c'est-à-dire quel « feedback », quel résultat celle-ci aura provoqué... de façon à pouvoir reproduire les améliorations de l'état général.

Au fil du temps, cet objectif de bien pouvoir mesurer ce qui apportait les meilleurs résultats aux enfants, que les médecins avaient diagnostiqué comme autistes, m'a conduit à adopter les mesures suivantes :

- Prescription sur une durée de 12 semaines.
- Prescription de 3 remèdes différents (parfois 4... ou 5 !).
- Prescription de différentes dilutions du même remède.
- Répétition fréquente des basses dilutions (30, 200) et moins fréquentes des hautes (1 000, 10 000 ou 50 000 (1M, 10M, 50M)).
- Opérer une désintoxication des jeunes patients par l'emploi de remèdes isothérapiques.

La prescription implique notamment les éléments suivants

Choix du remède (ou des remèdes)

L'homéopathie classique implique que le choix du remède (ou des remèdes) est déterminé par « la totalité des symptômes » recueillis par l'interrogatoire et l'observation.

Cependant, cette « totalité » (quantité) de symptômes doit par la suite passer un filtre : celui de la « valorisation » des symptômes. Il s'agit ici de ne conserver que les symptômes qui ont une véritable importance.

Les symptômes les plus importants étant ceux qui sont les plus intenses, les plus précis, les plus particuliers, les plus caractéristiques, voire parfois les plus bizarres.

(L'utilisation des isothérapiques n'a pas besoin de se conformer à cette façon de faire.)

Choix de la dilution/dynamisation : 30 ou 10 000 ?

Le choix de la dilution/dynamisation est déterminé par le niveau d'énergie du patient. Un patient ayant peu d'énergie se verra généralement prescrire des remèdes en basses dilutions/dynamisations (30 ch et moins); un patient ayant une forte énergie aura avantage à recevoir un remède en dilutions/dynamisations plus élevées (10 000 et plus).

L'intensité de l'énergie du patient se reflète généralement par la « qualité » des symptômes qui l'affectent. Parmi les critères qui aident à déterminer cette « qualité » des symptômes, on compte leur intensité ainsi que la « précision ou originalité » avec laquelle ils s'expriment.

Fréquence des prises du remède

La fréquence des prises est déterminée par :

a) Le choix de la dilution : généralement, la fréquence de prescription d'une basse dilution est plus élevée que celle d'une haute dilution (par exemple, 30 ch peut parfois être prescrit plusieurs fois par jour; alors que la fréquence de prescription d'une dilution de 10,000 se compte généralement plutôt en semaines).

b) La vitesse à laquelle le remède adéquatement choisi produit des résultats. Ce qui implique que la fréquence des prises diminuera au fur et à mesure de l'accroissement des résultats positifs.

Durée de la prise du remède

La règle d'or indique que, lorsqu'un remède produit des résultats significatifs, on réduit d'autant la fréquence des prises. (Par exemple : 50 % d'amélioration = 50 % de la diminution de la fréquence des prises).

Au final, si l'ensemble des symptômes disparaissent, cela implique qu'on doit arrêter de prendre le remède. La seule exception étant ce que l'on appelle des « prises d'entretien », visant à occasionnellement reprendre le remède dans le but d'entretenir le « bien-être ».

Il existe un grand nombre de méthodes de prescription. Cette variété de façon de prescrire est notamment due aux différents types de formations qu'ont reçues les homéopathes, ainsi qu'à la diversité des niveaux d'expérience de ceux-ci.

Tout au long des années où j'ai traité des enfants diagnostiqués comme autistes, j'ai vu ma méthode de prescription évoluer. Ces changements ont conduit à de plus en plus de résultats positifs significatifs.

Les principaux paramètres de cette méthode de prescription sont :

    a) La durée de la prescription ;

    b) La désintoxication de certains (tous ?) vaccins ;

    c) Le changement de remède à chaque mois ;

    d) Entre chaque modification de remède, allouer une semaine sans rien prendre ;

    e) La modification des dilutions ;

    f) Soutenir la prescription par des conseils diététiques ou autres ;

    g) Finaliser la prescription par une offre faite aux parents ;

    h) La gestion des aggravations ?

Pour illustrer ces différents paramètres, commençons par un exemple de prescription. Prescription à un patient autiste de 6 ans :

Semaine 1, jour 1 à 5 : *DTP* 200

Semaine 2, jour 1 : *DTP* 1 000 (1M)

Semaine 3, jour 1 : *DTP* 10 000 (10M)

Semaine 4 : Observer les effets qu'a produit la prescription de DTP

Semaine 5, jour 1 à 5 : *LYCOPODIUM* 200

Semaine 6, jour 1 : *LYCOPODIUM* (1M)

Semaine 7, jour 1 : *LYCOPODIUM* (10M)

Semaine 8 : Observer les effets qu'a produit la prescription de LYCOPODIUM

Semaine 9, jour 1 : *SILICEA* 200

Semaine 10, jour 1 : *SILICEA* 1M

Semaine 11, jour 1 : *SILICEA* 10M

Semaine 12 : Observer les effets qu'a produit la prescription de *SILICEA*.

Semaine 13 : (demande faite aux parents) Le jour 1 de la 13ᵉ semaine, donner à l'enfant le remède qui a produit le meilleur résultat… dans la dilution qui a eu l'effet le plus marqué.

Semaine 14 : Contacter l'homéopathe pour un suivi.

Conseil : Pour toute la durée de la prescription, ne pas donner de produits laitiers -vache- et diminuer autant que possible la consommation de sucrerie. Chercher des alternatives naturelles.

Le premier mois, donner la moitié d'une portion de poudre d'algues (Spiruline) par jour. Puis, si l'enfant semble bien digérer, passer à une portion par jour.

Cet exemple de prescription peut connaître des centaines de variantes (au niveau des remèdes, des dilutions, des conseils diététiques, etc.), mais la structure de base demeure la même.

Explication des principaux paramètres de prescription

a) Pourquoi des consultations aux 3 mois ?

Ce délai permet, à mon sens, une meilleure évaluation globale qu'une prescription (et évaluation) faite à chaque mois.

Quatre consultations par année (plutôt que 12) est un rythme satisfaisant la grande majorité des parents.

C'est aussi, pour des questions pratiques, un rythme qui peut satisfaire un homéopathe ayant une grosse clientèle.

Pour ma part, ce délai de 3 mois était bien adapté aux consultations avec la Corée du Sud, considérant toute la logistique qu'impliquait ce type de consultation (nécessité d'un traducteur, décalage horaire de 13 heures, disponibilité des parents, délai pour se procurer les remèdes…).

Enfin, cela permet d'évaluer l'action de plusieurs remèdes (généralement 3). Lorsque viendra le temps de la 2e consultation (3 mois plus tard), l'évaluation de l'action de chacun des remèdes prescrits permettra généralement de prescrire de nouveau celui ou ceux ayant apporté le plus de résultats et d'écarter les moins performants.

Établir une structure de prescription s'étendant sur 12 semaines n'est évidemment pas admissible lorsque l'on traite des états aigus.

Cependant, dans les états chroniques, cela est souvent approprié. Cela l'est encore plus lorsqu'on sait que le type d'état chronique que l'on traite est appelé à des améliorations lentes.

b) La désintoxication des vaccins

À mon sens, pour plusieurs vaccins (ROR, DTP, Hépatite, tuberculose, méningite...), cette désintoxication est généralement un élément important.

Cette désintoxication des effets secondaires possibles des vaccins peut s'opérer de deux façons :

- Selon la loi de similitude et le principe classique de « totalité » des symptômes qui conduira à la prescription de remèdes tels *Silicea, Carcinosinum, Thuya, Baryta Carb.*, etc.

- Cette désintoxication des vaccins peut également s'opérer selon un principe « d'identique », c'est-à-dire en prescrivant le remède homéopathique identique au vaccin dont on veut éliminer les possibles effets secondaires (par exemple, prescrire le remède homéopathique *ROR* en 200, 1000 ou 1,000 pour contrer les effets secondaires possibles du vaccin ROR (rougeole – oreillons - rubéole)).

Ce type de prescription non classique a été mis de l'avant par un homéopathe suisse du nom d'Elmiger et abondamment utilisé par de nombreux homéopathes dont le grand homéopathe américain Robin Murphy.

c) Le changement de remède à chaque mois

Changer de remède à chaque mois peut être justifié par l'évaluation faite à partir de la « totalité des symptômes ». En effet, dans la très grande majorité des cas, en additionnant tous les symptômes significatifs et ayant une valeur, il demeurera généralement 2 ou 3 remèdes se disputant la 1ère place de la répertorisation.

Exemple : Suite au calcul portant sur une douzaine de symptômes, on peut trouver les résultats suivants : *ROR* 21, *Baryta Carb.* 21, *Silicea* 20.

Dans des conditions idéales, on peut questionner de nouveau le patient pour confirmer ou infirmer le choix d'un remède. Mais si le patient demeure à 14 000 kilomètres (Montréal – Séoul) et qu'il faut de plus réserver une traductrice ainsi que la maman de l'enfant autiste, tout en tenant compte des 13 heures de décalage, il est difficile de pouvoir passer à l'étape de la confirmation.

C'est pourquoi, cette méthode (changer de remède à chaque mois) s'est petit à petit imposée. Par la suite, j'ai pu remarquer que l'expérience de changer de remède à chaque mois produisait des résultats intéressants.

Dans la grande majorité des cas, le retour des parents confirmait que la plupart des remèdes (2 sur 3 ou 3 sur 3) avaient tout de même conduit à des changements significatifs.

Ces divers « feedbacks » sont une aide précieuse lorsque vient le temps de faire une 2ᵉ prescription. J'ai en effet pour règle de ne pas laisser tomber la prescription d'un remède lorsque celui-ci a donné des résultats significatifs, à moins que la « totalité des symptômes » se soit modifiée de façon vraiment importante. Ce qui est rarement le cas. (Cette façon de procéder de nouveau avec le remède ayant apporté des résultats convaincants lors de la première consultation m'a été transmise à la lecture d'un livre du grand homéopathe Pierre Schmidt).

Exemple: La prescription de 3 remèdes différents sur une période de 3 mois pouvait présenter ce type de résultats :

1ᵉʳ remède : amélioration notable (15 %) au niveau du langage, de la sociabilité, de la concentration et de la fréquence des selles (100 % d'amélioration !).

2ᵉ remède : aucune amélioration notée.

3ᵉ remède : amélioration du langage (25 %), baisse de l'hyperactivité et de l'irritabilité (25 %), disparition complète des problèmes d'énurésie et diminution (50 %) de l'eczéma.

Conclusion

Fortement considérer de nouveau les remèdes 1 et 3 pour la prochaine prescription. Possibilité de changer de dilutions/dynamisations.

d) Une semaine d'observation des résultats

Dans l'exemple de prescription donné plus haut, on voit qu'un même remède est prescrit lors des 3 premières semaines de chaque mois. La quatrième semaine est une semaine sans prescription, dévolue à l'observation de ce que le remède a produit comme effets significatifs au cours des 3 premières semaines. Je désire que les parents puissent me livrer un feedback clair des effets du remède lors des semaines précédentes.

Ce compte rendu est important puisqu'il servira l'objectif principal de la 2ᵉ consultation, soit de mesurer le degré « d'efficacité » de la prescription des remèdes.

Principalement, cette absence de prise de remède en fin de mois permettra de comprendre :

A) S'il y a eu une amélioration ou modification au niveau général (appétit, digestion, élimination, sommeil, thermorégulation, etc.).

B) Si certains symptômes particuliers ont été atténués ou sont disparus (anxiété, hyperactivité, tendance à frapper son visage, etc.).

e) Le changement de dilutions/dynamisations

Existe-t-il une science exacte du choix de la dilution ? Dans mon ouvrage « Approche de l'univers énergétique de l'homéopathie », j'ai tenté d'expliquer les critères qui déterminaient le choix des dilutions homéopathiques. (Prescrire 30 ou 10 000 ?).

Le changement de dilutions à chaque semaine (comme dans l'exemple de prescription ci-bas) permet parfois de mesurer concrètement comment l'enfant autiste a réagi à une dose de 200 ou de 1M, 10M ou 50M.

La connaissance de cette réaction pourra servir, lors de la seconde prescription, à orienter vers un choix plus éclairé de la dilution qui sera à l'avenir proposée.

Ceci dit, avec le temps et l'expérience, l'impression se confirme de plus en plus que les hautes dilutions (1M, 10M et 50M) présentent souvent (pas toujours!) des résultats positifs significatifs.

Comment expliquer cela ? Tout simplement par l'intensité des symptômes et leur singularité.

Voici le résumé du chapitre « Choix de la dilution/dynamisation » dans mon livre « Approche énergétique de l'homéopathie » :

1. L'emploi des basses ou des hautes dynamisations est uniquement lié au niveau d'énergie présent dans le champ vibratoire.

2. Si l'énergie du champ vibratoire est basse, les symptômes qui découleront de cette faiblesse seront communs, banals, imprécis et peu intenses. Ce type de symptômes justifie l'usage d'une basse dynamisation.

3. Si, au contraire, l'énergie du champ vibratoire est puissante, les symptômes seront alors caractéristiques, originaux, précis et intenses. Ce type de symptômes justifie l'emploi d'une haute dynamisation.

4. Plus il y a de remèdes pouvant soigner un symptôme, plus celui-ci est un symptôme commun, plus il justifie l'usage d'une basse dynamisation.

5. Généralement, lorsqu'un symptôme ne peut être associé qu'à un petit nombre de remèdes, ce symptôme est original et il indique la possibilité d'avoir recours à une haute dynamisation.

6. Les rubriques du répertoire de Kent peuvent servir d'indication pour le choix de la dynamisation. Plus on utilise un recoupement de rubriques générales, plus ce type de totalité implique l'emploi d'une basse dynamisation.

7. Au contraire, lorsque la totalité des symptômes correspond à un amalgame constitué de sous-rubriques, cela guide vers l'utilisation d'une haute dynamisation.

8. Pour percevoir les signes et symptômes subtils, originaux, bizarres et caractéristiques du patient, deux facteurs doivent être réunis :

    a. Une forte vitalité du champ vibratoire du patient;

    b. Une forte vitalité du champ vibratoire de l'homéopathe.

    Généralement, lorsque ces deux éléments sont réunis, le remède est prescrit en haute dynamisation.

9. Prescrire une haute dynamisation sur la foi de symptômes communs et imprécis conduit souvent à des aggravations.

10. Prescrire de basses dynamisations sur la base de symptômes précis, originaux et caractéristiques conduit souvent à des répétitions de la prise du remède.

11. Plus les symptômes sont clairs, plus le choix du remède devient évident, plus la dynamisation peut être élevée.

f) Prescription de différentes dilutions du même remède... et répétition (ou pas)

Avec le temps, j'ai saisi que certains remèdes offraient plus de résultats significatifs si on les utilisait dans certaines dilutions.

Mais généralement, lorsque j'en étais à la première ou deuxième prescription, je divisais les 4 semaines de prescription du premier mois ainsi :

1ᵉʳ semaine : répétition de basses dilutions

2ᵉ semaine : augmentation de la dilution répétée moins souvent

3ᵉ semaine : une seule fois une haute dilution

4ᵉ semaine : aucun remède mais demande aux parents d'évaluer ce que la prescription aura produite.

Illustration de la méthode (exemple)

Semaine 1 : jours 1,2,3,4,5,6,7   *Lycopodium* 30

Semaine 2 : jours 1,3,5   *Lycopodium* 200

Semaine 3 : jour 1   *Lycopodium* 10,000 (10M)

Semaine 4 : aucun remède. Évaluation des effets de *Lycopdium*.

Semaine 5 : jours 1,3,5   *ROR* (MMR) 200

Semaine 6 : jours 1,3,5   *ROR* 1M

Semaine 7 : jour 1   *ROR* 10,000 (10M)

Semaine 8 : aucun remède. Évaluation des effets de *ROR*.

Semaine 9 : jours 1,3,5   *CARCINOSINUM* 200

Semaine 10 : jours 1,3,5   *CARCINOSINUM* 1M

Semaine 11 : jour 1   *CARCINOSINUM* (50M)

Semaine 12 : aucun remède. Évaluation des effets de *Carcinosinum*.

Semaine 13 : Parents : jour 1, donner le remède et la dilution qui a donné les meilleurs résultats.

Semaine 14 : Me contacter pour nouvelle consultation.

g) Conseils diététiques et autres

Je ne suis pas un expert en régime alimentaire. Je n'ai pas fait d'études avancées en naturopathie. Cependant, au cours de 40 dernières années de pratique thérapeutique, j'ai acquis certaines connaissances de base. De plus, les conseils de TINUS SMITS me semblent devoir être considérés.

De plus, avec le temps et l'expérience, j'ai acquis la conviction qu'une « boîte à outils » bien garnie et dont on sache correctement se servir, peut souvent contribuer à générer des résultats encore plus significatifs.

Hormis la connaissance nécessaire de certaines bases diététiques, l'homéopathe qui a une connaissance des huiles essentielles, des vitamines et minéraux, des fleurs de Bach, du Reiki, etc., sera souvent en mesure de soutenir son patient de façon plus efficace.

h) La dernière semaine : au choix des parents

Lorsque les parents sont attentifs, ils peuvent remarquer que tel ou tel remède, dans telle ou telle dilution, a vraiment déclenché des améliorations significatives.

C'est pourquoi, à la fin du programme de prescription de 3 mois, j'ai trouvé tout à fait indiqué de laisser aux parents le choix de prescrire à nouveau le remède et la dilution qui a donné les meilleurs résultats.

Ceci n'est cependant pas toujours possible :

- Parfois, aucun remède ne s'est démarqué.
- Parfois, tous les remèdes ont produit des résultats significatifs.
- Parfois, les parents ne sont pas de fins observateurs.

i) La gestion des aggravations

L'aggravation homéopathique se produit lorsque le remède prescrit fait « résonner » l'énergie vitale de façon trop intense.

Cette « surréaction » du système de défense génère pour un court laps de temps une aggravation, une intensification des symptômes (ou de certains d'entre ceux-ci) que l'on désire traiter.

On s'accorde pour dire, selon James T. Kent, que plus cette aggravation sera forte mais courte, plus la guérison s'annonce bien.

Une bonne prescription n'entraîne pas toujours une aggravation. De fait, je dirais que c'est le cas dans moins de 10 % des prescriptions.

Quels conseils faut-il donner aux parents si un remède provoque certaines aggravations homéopathiques?

Essentiellement, 2 conseils de base :

a) Si l'aggravation est sévère, intense, troublante… il faut contacter l'homéopathe. Celui-ci, au besoin, pourra prescrire un antidote homéopathique.
b) Si l'aggravation est plutôt légère, il faut simplement arrêter le remède pendant quelques jours et reprendre par la suite. (Si l'aggravation reprend de nouveau… arrêter de nouveau ou… ne plus reprendre ce remède).

Comment déterminer si l'aggravation est sévère ou pas? Cela fait partie de la conversation que l'homéopathe aura avec son patient lors de la prescription.

Mais en général, les éléments qui incitent à croire que l'aggravation est trop importante sont :

- La durée de celle-ci (dépendant des cas, 2 ou 3 jours au maximum);
- L'intensité de celle-ci (qui se répercute dans le niveau? de douleurs tolérables ou pas).

Résumé du chapitre : « Méthode de prescription »

1) De nombreux éléments contribuent à ce que la prescription puisse engendrer des améliorations significatives. Selon mon expérience, les plus importants sont :

   a) D'opérer une désintoxication des vaccins (dans la plupart des cas).

   b) À des fins d'évaluation : de prescrire, de mois en mois, les différents remèdes qui répondent le mieux à la totalité des symptômes.

   c) À des fins d'évaluation : changer la dilution d'un même remède de semaine en semaine.

2) Les chances d'amélioration significative sont multipliées lorsqu'on peut adjoindre à la prescription homéopathique des outils complémentaires tels que l'ajustement du régime alimentaire, des vitamines et minéraux et autres thérapeutiques (Huiles essentielles, Sels de Schuessler, Fleurs de Bach, etc.) dont le thérapeute a la maîtrise.

11. LE QUESTIONNAIRE
Introduction

1) L'un des critères du succès de la prescription est relatif à la qualité des informations recueillies. L'interrogatoire et l'observation sont deux des outils principaux que l'on doit maîtriser pour réunir une quantité de symptômes intéressants.

2) On peut préparer la consultation par le biais d'un interrogatoire sommaire que le patient remplira (via internet) avant la consultation.

3) La seconde prescription se fera en grande partie sur la réponse et les résultats qui ont suivis la 1^{ière} prescription.

1) La cueillette d'informations : l'interrogatoire et l'observation

Les solutions proposées (les remèdes et les modifications du régime alimentaire…) le seront en fonction de la compréhension du problème. Pour un homéopathe, cette compréhension de ce qui perturbe le patient provient essentiellement de l'observation et de l'interrogatoire du patient.

L'objectif de l'observation et de l'interrogatoire est de relever la plus grande quantité de symptômes de qualité possible (la « totalité » des symptômes) et de découvrir, lorsque cela est possible, ce qui est la cause sous-jacente à l'émergence de ceux-ci.

L'observation attentive permet de récolter un certain nombre de symptômes. À titre d'exemple chez les enfants autistes: l'agitation, l'absence de sociabilité, l'irritabilité, une obsession pendant la consultation pour son téléphone portable, l'absence de langage, les tics, l'agitation des mains, etc.

L'interrogatoire complète cette cueillette d'informations.

Au cours des années, le formulaire de questions que j'ai utilisé s'est beaucoup transformé. Pourquoi ? Tout simplement parce que les premiers formulaires comptaient beaucoup trop de questions et que cela exigeait, pour bien y répondre, des compétences et des précisions qu'un parent, n'ayant pas reçu de formation préalable en homéopathie, ne peut parfaitement comprendre. Le résultat était un manque de précision ou, au contraire, un déluge d'informations non pertinentes.

Petit à petit, le questionnaire de base s'est raffiné, permettant d'aller plus rapidement à l'essentiel.

2) Préparation à la consultation

1) Ce questionnaire est envoyé aux parents… plus ou moins une semaine avant la consultation.
2) Je demande qu'il me soit retourné avant que la consultation se fasse de façon à préparer celle-ci, notamment par un début de répertorisation.
3) Les informations demandées sont :
    - Énumérez quels sont les 5 principaux symptômes dont souffre l'enfant ?
    - (S'il y a déjà eu précédemment une prescription de remède(s) homéopathique(s)… quels sont les remèdes qui ont donné le plus de résultats significatifs ?)
    - L'enfant a-t-il reçu toute la série des vaccins recommandés par le gouvernement ?
    - A-t-il déjà été hospitalisé ?
    - A-t-il pris dans le passé ou prend-il actuellement des remèdes pharmaceutiques ? Lesquels et pour quelles raisons ?
    - A-t-il pris dans le passé ou prend-il actuellement des remèdes homéopathiques ? Lesquels et pour quelles raisons ?

3) La consultation en direct

Lorsque la consultation en personne (ou via internet) prend véritablement place, les questions suivantes sont posées :

1) L'enfant a-t-il reçu un diagnostic d'autisme (ou de spectre de l'autisme) ?
2) Connaît-il des retards de langage ? Précision svp.
3) A-t-il tendance à répéter constamment les mêmes mots, mêmes questions ? Précision svp
4) Souffre-t-il de problèmes de concentration ? Précision svp.
5) Connaît-il des problèmes d'apprentissage, de compréhension ? Précision svp.
6) A-t-il des problèmes de sociabilité ? Précision svp.
7) Est-il du genre à désirer jouer seul ? Précision svp.
8) Peut-il regarder un interlocuteur dans les yeux ou a-t-il le regard fuyant ?
9) A-t-il des problèmes de développement moteur, de coordination ? Précision svp.
10) Est-il hyperactif ? Précision svp.
11) Est-il irritable ? Précision svp.
12) Est-ce un enfant qui a tendance à mordre, crier, frapper ? Précision svp.
13) A-t-il des comportement obsessifs/compulsifs ? Précision svp.
14) A-t-il peur de l'obscurité ? Des animaux ? Des étrangers ? Précision svp.

15) A-t-il de l'appétit ? Précision svp.
16) Quels sont ses principaux désirs alimentaires ? Précision svp.
17) A-t-il des allergies alimentaires ? Précision svp.
18) Souffre-t-il de constipation ? Combien de selles par semaine ?
19) A-t-il des problèmes de peau (eczéma, verrues, etc.) ? Précision svp.
20) Connaît-il un bon sommeil ? Précision svp.
21) Grince-t-il des dents la nuit ?
22) Fait-il pipi au lit ? Précision svp.
23) Souffre-t-il de problème de transpiration trop abondante ? Précision svp.

24) A-t-il des problèmes de rhinites ? Précision svp.
25) Se ronge-t-il les ongles ?
26) A-t-il une scoliose ?
27) Louche-t-il ?
28) A-t-il un problème de coordination ou de faiblesse ou de tensions musculaires ? Précision svp.
29) Est-ce un enfant ayant souffert ou souffrant de convulsions ? Précision svp.
30) Est-ce un enfant souffrant de fatigue ? Précision svp.
31) Est-ce un enfant ayant chaud ou froid ? Précision svp.

Les questions 1 à 14 sont relatives à des symptômes psychiques. Plusieurs de ces symptômes se retrouvent chez un assez grand nombre d'enfants autistes.

Les questions 15 à 31 portent sur des symptômes généraux rencontrés lors des consultations.

4) Exemple de résultats à la 1ère consultation

Imaginons un enfant qui répondrait positivement (oui) à toutes les questions portant sur les symptômes psychiques, tel que...

- Autiste
- Lent à apprendre à parler
- Tendance à répéter la même chose
- Concentration difficile
- Lenteur de l'apprentissage
- Aversion (indifférence) pour la présence des gens
- Peu enclin à jouer
- Ne supporte pas le regard des autres
- Coordination perturbée
- Hyperactivité
- Tendance à mordre (soi-même ou les autres)
- Tendance à crier

- Tendance à frapper
- Obsessions et compulsions
- Peur des animaux
- Peur de l'obscurité
- Peur des étrangers

… le travail d'analyse (via le répertoire de Kent), cherchant à établir quels sont les remèdes homéopathiques correspondant le plus et le mieux à l'ensemble de cette énumération de symptômes, nous guiderait probablement vers le résultat suivant :

- *DTP*   24
- *ROR*   21
- *Baryta Carb.*   18
- *Tuberculinum*   17
- *Lycopodium*   15
- *Stramonium*   15
- *Natrum Mur.*   15
- *Belladonna*   14
- *Cuprum*   14
- Etc.

(Les principales caractéristiques de chacun de ces remèdes se retrouvent dans le chapitre sur les remèdes).

Maintenant, si l'on s'attarde aux questions 15 à 31 (questions relatives à des symptômes dits « locaux et généraux ») et qu'un enfant réponde positivement (oui) à l'ensemble de ces questions :

- Désir d'aliments salés
- Désir d'aliments farineux
- Allergies alimentaires
- Constipation (absence de besoin)
- Eczéma
- Grincer des dents pendant le sommeil
- Énurésie la nuit

- Transpiration abondante
- Rhinite
- Se ronge les ongles
- Scoliose
- Strabisme
- Convulsions
- Suite de vaccination

… avec un travail d'analyse (via le répertoire de Kent) cherchant à établir quels sont les remèdes homéopathiques correspondant le plus à l'ensemble des symptômes du tableau 2, on obtiendrait le résultat suivant :

- *Sulfur*   25
- *Calcarea*   23
- *Belladonna*   22
- *Lycopodium*   22
- *Arsenicum*   21
- *Silicea*   21
- *Mercurius*   20
- *Cina*   17
- *Natrum Mur.*   17
- Etc.

Maintenant, si l'on comptabilise tous les symptômes du premier tableau (les symptômes psychiques) et les symptômes du second tableau (les symptômes généraux et locaux), on obtient le tableau suivant :

- *Belladonna*   37
- *Lycopodium*   37
- *Sulfur*   36
- *Tuberculinum*   34
- *DTP*   34
- *Calcarea*   33

- *Natrum Mur.* 32
- *Silicea* 30
- *Arsenicum* 29
- *Cina* 28
- *Mercurius* 28
- *Baryta Carb.* 27
- *ROR* 27
- Etc.

Conclusion

« La totalité des symptômes psychiques » du tableau 1 (ceux qui sont, selon mon expérience, les plus communs chez la plupart des enfants autistes) conduit à deux remèdes étonnants : *ROR* (en anglais, MMR) et *DTP*.

Cela est surprenant car, au regard de remèdes homéopathiques comme *Lycopodium, Sulfur* ou *Calcarea…* connus pour couvrir largement plus de 8 000 symptômes, *DTP* et *ROR* ne sont actuellement associés qu'à une cinquantaine de symptômes!

C'est peu. Mais il apparaît que ce sont précisément les principaux symptômes psychiques associés à l'autisme!

Au total, lorsqu'on additionne les symptômes du tableau du psychisme avec ceux du tableau des signes généraux et locaux… on se rend compte que les remèdes *ROR* et *DTP* tirent très bien leur épingle du jeu et que, dans la mesure où des enfants autistes ont reçu ces deux vaccins, il est presque impossible de ne pas prescrire ces deux remèdes homéopathiques.

5) Interrogatoire de la 2ᵉ consultation

Voici une liste des principales questions que j'utilise lors de la 2ᵉ consultation (et des consultations successives) :

À noter que plusieurs questions étaient présentes lors de la 1ᵉʳᵉ consultation, d'autres s'ajoutent; l'intérêt de ce « retour en arrière », c.a.d. de poser à nouveau les mêmes questions, est justifié par l'expérience d'avoir eu à travailler avec des traducteurs. Parfois, les réponses à une même question sont totalement opposées d'une consultation à l'autre ! (Italique ?)

a) Quels sont les 5 principaux symptômes qui affligent actuellement l'enfant ?
b) Quel(s) remède(s) a donné les meilleurs résultats lors de la dernière prescription ? Pourquoi ?
c) Quelles ont été les améliorations que la dernière prescription a apportées ?

- Votre enfant a-t-il reçu un diagnostic d'autisme ?
- A-t-il des retards au niveau du langage ?
- A-t-il tendance à souvent répéter les mêmes mots ?
- Souffre-t-il de problèmes de concentration ?
- A-t-il des problèmes d'apprentissage ?
- Son développement mental est-il retardé ?
- A-t-il des problèmes de compréhension ?
- A-t-il des carences au niveau des habilitées sociales :
    a. L'enfant a-t-il tendance à jouer seul ?
    b. Évite-t-il les regards ?
- A-t-il des carences au niveau des habilités physiques ?
- Est-il hyperactif ?
- Est-il irritable ?
- Mord-il ? Frappe-t-il ?
- A-t-il tendance à crier ?
- Souffre-t-il de tendances obsessives/compulsives ?
- A-t-il peur de l'obscurité ?
- A-t-il un appétit normal ?
- Quels sont ses principaux désirs alimentaires ?

- Souffre-t-il d'allergies alimentaires ?
- Est-il constipé ?
- A-t-il des problèmes de peau ?
- Souffre-t-il d'obstruction nasale ?
- Souffre-t-il de rhinites ?
- Grince-t-il des dents ?
- Se ronge-t-il les ongles ?
- Qu'en est-il de son sommeil ?
- Fait-il pipi au lit ?
- A-t-il des problèmes de transpiration ?
- A-t-il une scoliose ?
- Souffre-t-il de strabisme ?
- Souffre-t-il de problèmes de coordination ?
- Est-ce un enfant facilement fatigué ?
- A-t-il parfois des convulsions ?
- Qu'en est-il de sa thermorégulation ?

N.B. : Toute réponse positive à l'une de ces questions entraîne une ou plusieurs sous-questions ayant pour objectif de « préciser » et de « caractériser » le symptôme.

Conclusion du chapitre : « Le questionnaire »

1) Les questionnaires présentés dans ce chapitre sont une base intéressante pour recueillir un grand nombre d'informations relatives aux symptômes qui affligent un grand nombre d'enfants autistes.

2) Pour être capable de trouver les remèdes homéopathiques dont les caractéristiques seront les plus similaires à celle de la totalité des symptômes, il faut avoir un outil appelé *répertoire homéopathique* et il faut savoir l'utiliser.

12. RÉSULTATS DE 2 ANNÉES DE CONSULTATION POUR SETH

Nom : Seth

Naissance : 24/09/2012, Corée du Sud

Introduction

1) Présentation de 2 ans de prescriptions à un enfant autiste.

2) Présentation des résultats obtenus de chacune des 4 consultations.

Voici le récit, sur 2 ans, d'une série de consultations faites pour traiter Seth, un enfant de la Corée du Sud de 8 ans.

L'objectif de la présentation de ces consultations est :

1) d'illustrer le type de prescriptions qui ont été faites successivement;

2) et de constater les résultats que la maman a pu observer tout au long de ces deux années de consultations.

Ce compte rendu n'a pas pour but d'expliquer chacune des prescriptions et d'analyser chacune des améliorations ou aggravations des symptômes.

Ce compte rendu a pour objectif de démontrer en partie la méthode développée dans ce livre et de présenter les résultats significatifs pouvant survenir à la suite des prescriptions de remèdes homéopathiques.

1) Le 21 juin 2021, Seth, 1er consultation

Les symptômes les plus importants :

a) Seth est un enfant que les médecins ont diagnostiqué comme étant autiste.
b) Il répète sans arrêt ses besoins, de minute en minute, avec impatience.
c) Il devient facilement injurieux envers les autres lorsque ses demandes ne sont pas satisfaites.
d) Le volume de sa voix est beaucoup trop fort et il ne semble pas pouvoir le contrôler.
e) Ses habilités sociales et de communication sont déficientes.
f) Il n'a pas la capacité de se concentrer.

Symptômes recueillis lors du premier interrogatoire

- Suite de vaccination
- Hyperactivité importante
- Irritabilité importante
- Retard de langage
- Répète toujours la même chose
- Enfant qui a tendance à crier
- Enfant qui a tendance à se parler à lui-même
- Enfant qui a tendance à des délires furieux
- Obsessions et compulsions
- Aggravation par les réprimandes
- Parle fort
- Anxiété
- Sujet aux attaques de panique
- Peur de l'obscurité
- Enfant qui a tendance à frapper
- Autoritaire
- Enfant qui joue seul
- Lenteur d'apprentissage
- Fort désir de viande

- Totale aversion aux fruits
- Constipation
- Scoliose
- Sujet à des convulsions suite de la vaccination
- Rhinites allergiques
- Grince des dents pendant le sommeil

Suite au travail fait avec le répertoire de Kent, voici la liste des remèdes qui correspondent le plus à la totalité des symptômes qui affligent Seth :

- *DTP*   28
- *Calcarea*   25
- *Carcinosinum*   24
- *Silicea*   24
- *Lycopodium*   23
- *Arsenicum*   22
- *Calcarea Phos.*   20
- *Stramonium*   20
- *Tuberculinum*   20
- *Natrum Mur.*   19
- *Belladonna*   19
- *ROR*   19

Cette « totalité des symptômes » est quantitative, c'est-à-dire qu'elle comptabilise tous les symptômes.

L'étape suivante est de trier tous ces symptômes de façon à ne conserver que les plus importants, les plus caractéristiques, les plus intenses. Cette étape s'appelle « valorisation des symptômes ».

En ce qui concerne Seth, cette valorisation conduit à la prescription suivante :

2) 21 juin 2021, Seth, 1ère prescription

Semaine 1: jours 1,3,5	*DTP* 200
Semaine 2: jours 1,5	*DTP* 1 000
Semaine 3 : jour 1	*DTP* 10 000

Semaine 4 : ne rien prendre et évaluer l'action de *DTP*

Semaine 5 : jour 1,3,5	*ROR* 200
Semaine 6 : jour 1,5	*ROR* 1 000
Semaine 7 : jour 1	*ROR* 10 000

Semaine 8 : ne rien prendre et évaluer l'action de *ROR*

Semaine 9 : jours 1,3,5	*Cuprum* 200
Semaine 10 : jours 1,3,5	*Carcinosinum* 200
Semaine 11 : jours 1,5	*Carcinosinum* 1 000
Semaine 12 : jour 1	*Carcinosinum* 10 000

Semaine 13 : ne rien prendre et évaluer l'action de *Carcinosinum* (et *Cuprum*)

3) Le 1ᵉʳ décembre 2021 : 2ᵉ consultation et résultats

Rapport de la maman.

a) Suite à la prise de *DTP* 200:

Amélioration de 30 % au niveau de la communication

Amélioration de 10 % de la concentration (ne pouvait se concentrer que de courts instants, par exemple 1 minute, alors que peut maintenant soutenir une dizaine de minutes).

Amélioration de la coordination visuelle. Il est aussi plus créatif.

Il est devenu très irritable. Plusieurs crises de colère.

Aggravation de la tendance à se parler à lui-même.

Amélioration cependant de ses capacités cognitives de 25 %.

b) Suite à *DTP* 1 000

Sa voix s'est beaucoup calmée. Parle moins fort. Ne crie plus.

c) Suite à *DTP* 10 000

Problème de concentration accentué. Plus grande difficulté à gérer ses émotions.

Aggravation de la tendance à se parler à lui-même. Besoin de faire une sieste et se plaint d'être plus fatigué.

d) Suite à *ROR* 200

Est instantanément devenu plus calme et une forte amélioration au niveau de son langage (30 %).

Utilise de nouveaux mots.

e) Suite à *ROR* 1 000

Fatigué et apparition de boutons au niveau des fesses lors des 2 premiers jours.

Il a traversé la rue sans regarder.

Il s'est montré attentionné et plein de compassion pour ma tristesse et mon irritation. C'est nouveau.

f) Suite à *ROR* 10 000

Les éruptions sur les fesses se sont aggravées.

Besoin d'uriner à toutes les 30 minutes même s'il boit peu.

Besoin de prendre de profondes respirations au cours des 5 premiers jours.

Nouvelle capacité de suivre une conversation et à répondre adéquatement pendant plusieurs minutes. Remarquable.

Ses capacités cognitives se sont accrues (25 %).

g) Suite à *Cuprum* 200 et *Carcinosinum* 200

Accroissement de l'irritabilité. Beaucoup de cris. Impatient. Saignements de nez à deux reprises.

h) Suite à *Carcinosinum* 1 000

Il ne pouvait se concentrer. Mais il est devenu très calme. Son esprit semblait être ailleurs.

i) Suite à *Carcinosinum* 10 000

Au début de la prise, il ne peut s'asseoir sans bouger. Hyperactif, il s'agite pendant toute la journée. Irritable, impatient, il se parle beaucoup à lui-même.

Mais après 3 jours... il est devenu très calme. Il pouvait maintenant s'asseoir pendant 2 heures dans la salle de classe. Nouveau!

Aucune irritation : irritabilité ? Capable de se concentrer et de suivre les directives.

j) Suite à une nouvelle prise de *Carcinosinum* 10 000

Il est devenu si différent. Nous sommes partis en voyage. Il pouvait contrôler ses émotions. Pas d'irritabilité ou de cris.

Il pouvait plutôt bien s'exprimer et même parler de ses émotions de tristesse.

Il m'a demandé d'aller prendre une marche avec lui et de jouer ensemble. Comportement tout à fait nouveau!

Commentaires de Jean Lacombe

Comme vous le voyez, nous sommes passés par la réapparition d'un grand nombre de vieux symptômes. Cependant, après chaque aggravation, son comportement s'est amélioré. Spécialement après *Carcinosinum* 10,000. Il pouvait parler de ses émotions, les décrire, et sa capacité de converser était de beaucoup améliorée.

D'après son thérapeute du langage :

Pendant plus de 10 minutes, il pouvait soutenir une conversation, ce qui est nouveau. Ses habilités sociales se sont aussi améliorées. Il est devenu plus sympathique et il s'est montré plus intéressé aux problèmes des autres. Sa compréhension des lectures s'est aussi améliorée.

Le thérapeute qui s'occupe de son développement physique a été surpris de le voir maintenant marcher deux miles sans s'arrêter. Il peut maintenant se tenir sur une seule jambe pendant 15 secondes. Tout cela est nouveau.

4) Le 1 décembre 2021, Seth, 2ᵉ prescription

L'ensemble des symptômes recueillis lors de la 1ère consultation demeurent présents mais, comme on l'a vu, plusieurs sont fortement atténués.

Semaine 1: jours 1 à 5 *Cuprum* 200

Semaine 2: jours 1 à 5 *DTP* 200

Semaine 3: jours 1,3,5 *DTP* 1 000

Semaine 4: ne rien prendre et évaluer l'action de *DTP*.

Semaine 5 : jours 1 à 5 *Zincum* 200

Semaine 6 : jours 1 à 5 *ROR* 200

Semaine 7 : jours 1,3,5 *ROR* 1 000

Semaine 8 : jours 1 et 5 *ROR* 10 000

Semaine 9 : ne rien prendre et évaluer l'action de *DTP*

Semaine 10 : jours 1,3,5 *Carcinosinum* 1 000

Semaine 11 : jour 1 *Carcinosinum* 10 000

Semaine 12 : jour 1 *Carcinosinum* 50 000

Semaine 13 : ne rien prendre et évaluer l'action de *Carcinosinum*.

5) Le 6 juin 2022, 3ᵉ consultation et résultats

La maman écrit.

Principaux symptômes

1) Difficulté à se concentrer.

2) Difficulté à contrôler le son de sa voix.

3) Grossier lorsque ses désirs ne sont pas rencontrés.

4) Impatient : répète continuellement ses demandes.

5) Faible capacité de communiquer et manque d'habilité sociale.

Il n'a pas commencé à prendre les remèdes avant le mois de mars dû au fait qu'il a attrapé la Covid et que nous avons aussi voyagé.

a) Suite à *Cuprum* 200

Il est devenu très volubile et très habile à soutenir une conversation. Pas de conversation avec lui-même.

b) Suite à *DTP* 200

Incapacité à contrôler ses émotions et le volume de sa voix est trop fort.

Il met dans sa bouche des objets non comestibles.

Mais ses conversations avec les autres s'améliorent et il est plus sociable.

Ses oreilles sont devenues rouges et chaudes.

c) Suite à *DTP* 1 000

Devient très calme mais il fait pipi au lit.

Ses mains se referment et s'ouvrent constamment. A des comportements bizarres.

d) Suite à 2ᵉ dose de *DTP* 1 000

Très émotionnel, crie beaucoup et frappe sa mère. Parle sans arrêt de ses préoccupations. Aucune flexibilité.

e) Suite à 3ᵉ dose de *DTP* 1 000

Fait pipi au lit la nuit. Le son de la voix demeure fort. Accroissement de 50 % de la tendance à se parler à lui-même.

(Après la prise de *DTP* 1 000, Seth et le reste de la famille ont été impliqués dans un accident d'auto (14 avril 2022). Chez Seth, cet accident a résulté en une plaie importante (peau arrachée) au niveau des jambes et d'une main accompagnée de nombreuses ecchymoses et de fortes douleurs. La maman m'a adressée « en urgence » une demande de prescription.)

f) *Arnica* 10 000

Suite à *Arnica* 10 000 : très importante amélioration de ses habilités sociales et de son niveau de « compassion » et d'intérêt face aux autres (avec les infirmières, les médecins). Il les remercie pour ce qu'ils font pour lui. Habileté de conversation améliorée de 50 %.

Il console un jeune enfant qui pleurait. Il rencontre un patient qui a une blessure et il lui dit : « *J'avais beaucoup de douleur avant mais aujourd'hui je vais beaucoup mieux. Ne t'en fais pas, toi aussi tu vas te sentir mieux bientôt.* »

Nous avons remarqué une très forte amélioration (200 %) de sa compréhension des problèmes d'arithmétique.

Les dessins qu'il fait comportent beaucoup plus de détails et sont beaucoup plus colorés.

Au final, amélioration de 50 % des habiletés sociales. Le niveau de ses conversations ne laisse aucunement deviner qu'il soit autiste. Ses habiletés de compréhension sont améliorées de 50 % et ses capacités à résoudre des problèmes de maths sont également nettement meilleures. Il a amélioré son habilité à jouer du piano (meilleure coordination).

Commentaires de Jean Lacombe

Tout cela est étonnant. Très étonnant. Je ne comprends pas.

Arnica avait été prescrit pour les traumatismes et les blessures et il a des effets vraiment positifs sur les capacités mentales et émotionnels de Seth.

Revue générale au 6 juin 2022 : À ce moment, Seth n'aura pas suivi complètement la prescription de décembre 2021. Les circonstances auront fait que la prise suggérée de *ROR* et *Carcinosinum* aura été, à cause de l'accident, remplacée pour une certaine période par celle d'*Arnica* 10 000 à plusieurs reprises (avec des améliorations considérables de son état psychique !).

6) Le 6 juin 2022 : 3ᵉ prescription

Semaine 1: jours 1 à 5   *Arnica* 50 000

Semaine 2: ne rien prendre et évaluer l'action d'*Arnica*.

Semaine 3 : jours 1 et 7   *DTP* 10,000

Semaine 4 : ne rien prendre et évaluer l'action de *DTP*.

Semaine 5 : jours 1 à 7   *ROR* 10 000

Semaines 6 et 7 : ne rien prendre et évaluer l'action de *ROR*.

Semaine 8 : jours 1 et 5   *Lycopodium* 1 000

Semaine 9 : jours 1 et 5   *Lycopodium* 10 000

Semaine 10 : ne rien prendre et évaluer l'action de *Lycopodium*.

Semaine 11 : jour 1   *Carcinosinum* 10 000

Semaine 12 : jour 1   *Carcinosinum* 10 000

Semaine 13 : ne rien prendre et évaluer l'action de *Carcinosinum*

7) Le 27 septembre 2022 : résultat de la 3e prescription

a) Suite à *Arnica* 50 000

Ne pouvait contrôler ses émotions et il a beaucoup crié.

b) Suite à la 1ère dose de *DTP* 10 000

Beaucoup de constipation. Mais son niveau de sociabilité s'est encore amélioré. Il s'est rapidement fait beaucoup d'amis au camp de vacances.

c) Suite à la 2e dose de *DTP* 10 000

Aggravation générale : plus irritable, plus impatient, accroissement du son de la voix (trop forte).

Les autorités de son école affirment que son contact visuel s'est amélioré de 20% et que son niveau de communication est meilleur. Ils remarquent également que sa coordination physique s'est améliorée.

d) Suite à 1ère dose de *ROR* 10 000

Aggravation générale : diminution de ses habiletés sociales. Plus émotionnel, pleure et crie plus souvent. Apparition de tics au niveau des yeux.

e) Suite à 2ᵉ dose de *ROR* 10 000

Vomissements. Irritation anale. Mais disparition des tics et il est devenu plus calme.

Habiletés sociales revenues et amélioration des habiletés à la conversation.

Commence à faire des jeux de mots (Monday = Moonday ; Tuesday = Twisday ; Wednesday = When day ; Thursday = Thirst day ; etc.)

f) Suite à *Lycopodium* 1 000

Aggravation, impatience, tendance à crier, commence à se ronger les ongles et à mettre dans sa bouche différents objets. Plus impulsif.

g) Suite à *Lycopodium* 10 000

Beaucoup plus calme (40 %). On dirait qu'il est revenu sur terre! Amélioration de son langage qui devient moins robotique. Amélioration de sa concentration.

Il peut maintenant travailler seul ses travaux d'école pendant 30 minutes. Il est devenu moins rigide avec les questions liées aux horaires.

h) Suite à *Carcinosinum* 10 000

Accroissement des habiletés sociales de 30 % et meilleure concentration.

Est plus empathique. Aide sa grand-mère, utilise des mots tendres avec elle (lui offre de l'aide, lui dit qu'il désire qu'elle se sente bien, lui dit qu'il veut l'accompagner chez le médecin, partage ses collations avec elle).

A été capable de construire par lui-même une station de pompier de blocs Légos de 504 pièces ! Surprenant !

Revue générale

La maman écrit : « Beaucoup d'améliorations avec *Lycopodium* et *Carcinosinum* mais je pense qu'elles ont été possibles à cause du travail qu'ont fait *ROR* et *DTP*.

Ses habiletés sociales ne cessent de s'accroître (30 %) ainsi que le niveau de sa conversation et de son attention. Il peut partager beaucoup plus facilement ses émotions. Il a même suggéré que je lui donne une petite tape sur l'épaule lorsque le volume de sa voix serait trop fort.

8) Le 27 septembre 2022, 4ᵉ prescription

Semaine 1: jour 1   *DTP* 10,000

Semaine 2: jour 1   *DTP* 50,000

Semaines 3 et 4 : ne rien prendre et évaluer l'action de *DTP*.

Semaine 5 : jour 1   *ROR* 50,000

Semaines 6 et 7 : ne rien prendre et évaluer l'action de *ROR*.

Semaine 8 : jour 1   *Lycopodium* 10 000

Semaine 9 : ne rien prendre et évaluer l'action de *Lycopodium*.

Semaine 10 :   *Carcinosinum* 10 000

Semaine 11 : jour 1   *Carcinosinum* 50 000

Semaine 12 : ne rien prendre et évaluer l'action de *Carcinosinum*.

9) Le 26 février 2023, résultats de la 4e prescription
Suite à *DTP* 10 000

a) Forte aggravation. Difficulté à communiquer.

Aggravation de 80 % de la tendance à se parler à lui-même.

Sa voix est plus forte (25 %).

Plus violent (50 %), il frappe et est injurieux lorsque ses besoins ne sont pas rencontrés.

Perte d'appétit (50 %) et sinusites.

Lorsqu'il marche, ses orteils sont relevés. Très peu de désir de sociabilité, il a recommencé à jouer seul.

b) Suite à *DTP* 50 000

Plus calme (20 %), se parle moins à lui-même (30 %), a repris goût à la conversation. Crise d'impatience qui a duré 2 jours.

c) Suite à *ROR* 50 000

Grande difficulté à faire ses devoirs. Plus impatient. Mais l'impatience est de courte durée

d) Suite à *Lycopodium* 10 000

Sa rigidité musculaire s'est aggravée de 50 %. Impatience accrue. Difficulté à communiquer.

e) Suite à *Carcinosinum* 10 000

A commencé à chanter.

Est devenu très désireux de plaire aux gens de son entourage (désir d'ouvrir la porte pour eux, etc.).

A construit un Lego de 900 pièces sans aide. Très patient et concentré pendant 3 heures en faisant son Lego. A suivi sur Youtube toutes les directives pour faire le dessin d'un camion de pompier.

Dessin très détaillé. Son jeu de piano s'est beaucoup amélioré.

f) Suite à *Carcinosinum* 50 000

Communication très améliorée et communique ses émotions par le biais de couleurs.

Amélioration de ses habilités sociales de 40 %.

Concentration améliorée en classe.

Amélioration de ses notes de 30 %.

Plus créatif, il invente des structures avec ses Légos.

Revue générale

La maman écrit : « *DTP* et *ROR* ont généré des aggravations importantes. Je remarque que les hautes dilutions fonctionnent vraiment mieux pour Seth. »

En général, lorsqu'il y a des aggravations, elles sont moins intenses et de durée moindre qu'au début du traitement.

Sa compréhension et ses habiletés sociales sont améliorées de 20 %.

Ses résultats académiques sont améliorés de 30% et ses petits muscles (doigts) fonctionnent beaucoup mieux lorsqu'il joue du piano.

Commentaires de Jean Lacombe

26 février 2023, j'ai demandé à la mère à combien elle estimait le niveau d'amélioration générale de Seth après 2 ans de traitement. Sa réponse : de 25 % à 30 %.

Conclusion du chapitre : « Résultats de deux années de consultations pour Seth »

1) De mois en mois, de remède en remède, le jeune patient a connu des améliorations de son état général.

2) J'ai suivi le protocole présenté dans un autre chapitre, notamment :

- Changement de remède à tous les mois ;
- Modification de la dilution du même remède ;
- Allouer une semaine d'observation.

13) POUR ME CONTACTER

Au moment où je m'apprête à terminer ce livre, j'ai l'intention d'être disponible pour répondre à vos questions.

Vous pouvez m'écrire à l'adresse suivante : info@chquebec.com

Si je voyais que des questions en viennent à se répéter… si je constatais qu'il y a un intérêt pour un sujet particulier traité dans ce livre… si je voyais qu'il serait nécessaire d'apporter un certain nombre de précisions… et si je voyais que vous êtes très nombreux à vous intéresser à ce que ce livre partage, je vous proposerais alors des sessions de cours.

Je sais qu'il est possible d'améliorer l'état d'être des enfants autistes.

Demeurons en contact. La suite est entre vos mains !

14) BIBLIOGRAPHIE

American psychiatric association: Diagnostic and statistical manual of mental disorders, 5e edition, https://www.amazon.ca/-/fr/Par-American-Psychiatric-Association-Statistical/dp/B088PH16ZS/ref=sr_1_12?__mk_fr_CA=%C3%85M%C3%85%C5%BD%C3%95%C3%91&crid=24LSRO4A7SKZC&keywords=american+psychiatric+association&qid=1692282471&sprefix=american+psychiatric+association%2Caps%2C106&sr=8-12

Elmiger, Jean. La médecine retrouvée, https://infovaccin.fr/adhesion/adherer-en-ligne/ouvrages/la-medecine-retrouvee-de-jean-elmiger

Caude, Alexandra Henrion. Les apprentis sorciers, tout ce que l'on vous cache sur l'ARN messager, https://www.amazon.ca/-/fr/Alexandra-Henrion-Caude-ebook/dp/B0BV4WZL65

Centers for disease control (CDC), https://www.cdc.gov/ncbddd/autism/data.html

Gold, Isaac. https://homeopathic.com/product/complete-practitioners-manual-of-homeoprophylaxis/

Gold, Isaac. Vaccine injured children, 21st Century tragedy, 4th edition

Grandgeorge, Didier. L'esprit du remède homéopathique, https://www.amazon.ca/-/fr/Didier-Grandgeorge/dp/2909960072

Homeopathy for everyone, https://hpathy.com/clinical-cases/a-homeopathic-approach-to-autism/

Kennedy Jr, Robert. The Real Anthony Fauci: Bill Gates, Big Pharma and the Global War on Democracy and Public Health, *https://www.amazon.ca/Real-Anthony-Fauci-Pharma-Democracy/dp/B09LVZ78RG*

Kennedy, Jr, Robert, https://www.youtube.com/watch?v=eLW9s6NpS7w&ab_channel=NewsNation (minute 46)

Lacombe, Jean, Âme et essence de 100 remèdes homéopathiques (www.chquebec.com)

Lacombe, Jean, Approche de l'univers énergétique de l'homéopathie (www.chquebec.com)

Lacombe, Jean, Homéopathie clinique : 20 histoires de cas. (www.chquebec.com)

Murphy, Robin, Meta repertory, https://www.homeopathyworks.com/metarepertory-4th-edition/

Murphy Robin, Materia Medica, https://www.amazon.ca/Natures-Materia-Medica-Homeopathic-Remedies/dp/1424321875

Sankaran Rajan, The soul of remedies, https://www.goodreads.com/book/show/89609181-the-soul-of-remedies

Skorupka. C., Amet. L., Autisme, On peut en guérir, https://www.amazon.ca/-/fr/Corinne-Skorupka/dp/2849390879/ref=sr_1_1?__mk_fr_CA=%C3%85M%C3%85%C5%BD%C3%95%C3%91&keywords=Corinne+Skorupka&qid=1692282138&s=audible&sr=1-1

Santé Canada, https://www.canada.ca/fr/sante-publique/services/vaccinations-pour-enfants/securite-craintes-effets-secondaires.html

Smits, Tinus, http://www.cease-therapy.com/

Vithoukas, George, L'essence de la matière médicale, https://www.narayana-verlag.com/Essence-of-Materia-Medica-George-Vithoulkas/b63

Vithoulkas George, Les niveaux de santé, https://www.narayana-verlag.com/Levels-of-Health-The-Second-Volume-of-The-Science-of-Homeopathy-George-Vithoulkas/b25116

The Defender, https://childrenshealthdefense.org/defender/american-children-autism-cdc-prevalence-estimates/

15) CONCLUSION

La scène se passe au Louvre, à Paris, devant le tableau de La Joconde.

Une foule est réunie devant la peinture. Quelques individus font des commentaires :

« *Sa coiffure ne l'avantage pas* » (dit un coiffeur ?)

« *Le secret de son sourire, c'est qu'il illustre l'illumination de son âme* » (dit un mystique ?)

« *Je lui aurais bien mis un collier de perles dans le cou* » (dit un bijoutier ?)

« *Le secret de son sourire, c'est qu'il est dû à l'absence de ses dents de sagesse* » (dit un dentiste ?)

« *Une robe blanche en soie aurait mieux fait ressortir ses yeux* » (dit un couturier ?)

Et l'on peut imaginer ainsi que chaque personne qui passe devant le tableau de La Joconde voit quelque chose de différent… quelque chose de particulier. Chacun a sa propre vision de La Joconde.

La nature de la réalité

Cela illustre l'une des grandes vérités dont témoigne la physique quantique : « Ce que nous appelons… La Réalité… n'est en fait qu'un miroir de notre état d'âme ! ».

Ce qui implique que… ce que l'on dit et ce que l'on pense de l'univers qui nous entoure en dit beaucoup plus sur nous même que sur l'univers lui-même !

En regardant un arbre, un charpentier voit de futurs meubles ; un poète voit une cathédrale ! … et un contracteur immobilier voit quelque chose à couper.

Chacun voit la réalité à sa façon. Et celui qui cherche à se connaître et à savoir qui il est n'a qu'à regarder comment il perçoit la réalité… car sa façon de voir la réalité est le parfait reflet de ce qu'il est.

Comment voyons-nous l'autisme ?

L'autisme est-il une maladie ?

L'autiste est-il le reflet de ce qu'est devenu le monde actuel, de ses tensions, de ses problèmes de communication entre les êtres, des difficultés d'interactions sociales, de la multiplication de comportements qui échappent à la raison ?

L'autisme est-il un châtiment karmique pour l'enfant et une punition pour les parents ?

Ou… l'autisme est-il l'expression d'une volonté d'explorer l'existence d'une façon toute particulière qui ne répond pas aux critères de la société ? (Ces critères sont-ils sains ?)

Une maman d'enfant autiste me confiait que le défi que représentait quotidiennement l'éducation de son enfant avait engendré chez elle un grand niveau d'empathie pour ce que vivaient les autres êtres humains. Grâce à son enfant, elle sentait qu'elle était devenue beaucoup plus humaine… et que sa vie s'était enrichie. Quant à son enfant, elle le voyait autiste et heureux !

Un papa d'enfant autiste me disait qu'il avait consacré son existence à performer au travail. La présence dans sa vie d'un enfant autiste avait totalement changé ses valeurs et lui avait rendu son humanité.

Avoir un enfant autiste peut engendrer du désespoir, de l'anxiété ou de la culpabilité. Mais il est aussi possible que cela engendre de la compassion, un haut degré de résilience et donne accès à une expérience d'amour inconditionnelle.

Le remède homéopathique et les parents

Nous disions au début de ce chapitre que la façon dont on percevait la réalité n'était finalement qu'une illustration de notre état d'être.

Mais aujourd'hui, il est même possible d'aller plus loin. L'épigénétique nous enseigne que notre façon de concevoir la réalité, de l'imaginer, de la penser… a le pouvoir d'influencer et de transformer la réalité.

Pour les parents d'enfants autistes, ceci est une invitation à saisir que la façon dont ils voient leur enfant a une influence directe sur l'état d'être et le comportement de ceux-ci.

L'homéopathie cherche à éliminer les barrages, à écarter les résistances, à réduire les toxicités qui entravent l'expression puissante de l'énergie de vie qui cherche à circuler librement à l'intérieur de chaque être.

L'homéopathie provoque et accompagne certains ajustements qui conduisent à un équilibre énergétique qui atténue les douleurs et les souffrances et redonne accès à l'enfant à son plein potentiel humain.

En ce sens, l'attitude positive et éclairée des parents agit comme le fait un remède homéopathique. Elle permet à l'enfant de grandir au sein d'une atmosphère nourrissante qui lui permet de développer au maximum ses capacités et de réaliser de la façon la plus complète son potentiel.

REMERCIEMENTS

À Oxana Zamaruyeva pour les conseils qu'elle a partagés sur les Fleurs de Bach.

À Sophie Bernard Saint-Laurent et à Catherine Fort pour la révision et correction.

À Patricia Rose Briet pour la mise en page.

Un remerciement spécial à **Jiyoung** pour l'inspiration qu'elle a été tout au long de ces années de consultations qui m'ont permis de rencontrer des enfants extraordinaires et des mamans exceptionnelles.

Printed in France by Amazon
Brétigny-sur-Orge, FR

20613453R00137